实用气道管理

主 编 马宇洁

副主编 纪 筠 王 蕾

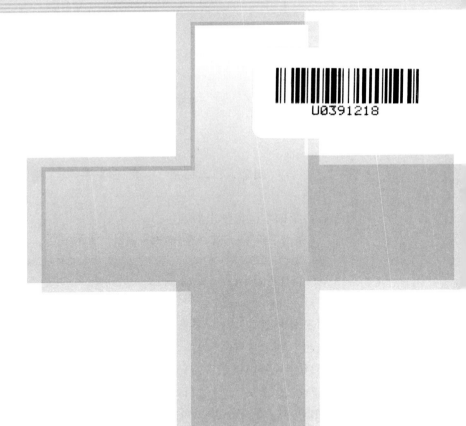

U0391218

第四军医大学出版社·西安

图书在版编目（CIP）数据

实用气道管理 / 马宇洁主编 . —西安：第四军医
大学出版社，2024.4
ISBN 978－7－5662－0991－7

Ⅰ.①实…　Ⅱ.①马…　Ⅲ.①气管疾病—诊疗　Ⅳ.
①R562.1

中国国家版本馆 CIP 数据核字（2024）第 058337 号

SHIYONG QIDAO GUANLI
实用气道管理

出版人：朱德强　　　责任编辑：樊　浩　汪　英

出版发行：第四军医大学出版社
　　　　　地址：西安市长乐西路 169 号　邮编：710032
　　　　　电话：029－84776765　　　传真：029－84776764
　　　　　网址：https：//www. fmmu. edu. cn/press/

制版：西安聚创图文设计有限责任公司
印刷：陕西中财印务有限公司
版次：2024 年 4 月第 1 版　　印次：2024 年 4 月第 1 次印刷
开本：787×1092　1/16　　印张：10.5　　字数：200 千字
书号：ISBN 978－7－5662－0991－7
定价：58.00 元

《实用气道管理》

编者名单

主　　编　马宇洁

副 主 编　纪　筠　王　蕾

编　　者　（按姓氏汉语拼音排序）

陈孝婷　范丽蕾　冯智娟　郭文敏　纪　筠

李　建　李　谨　刘　磊　刘泰烽　刘　涛

马宇洁　王　东　王　蕾　肖　锐　应　淞

张云水　曾　卓

编写秘书　李　谨

前　言 | *PREFACE*

　　气道管理是重症患者救治的核心技术之一，是每一名从事急诊、重症、麻醉等专业医护人员必须掌握的基本技能。近年来，气道管理的重要性已逐渐为重症医学医护人员所重视，相关规范、指南和专家共识相继出台，但尚缺乏对整个气道管理全流程作系统阐述的专业书籍。对于初学者来讲，系统整理气道管理各方面的知识以指导临床实践，会给繁重的临床工作带来额外的负担。

　　气道管理的基本任务是保持呼吸道通畅，维持正常的气体交换，是维持机体各器官功能正常的基本保证。气道管理既能体现 ICU 医护人员的基本临床技能，也能反映出 ICU 医护人员的重症思维。当前国内外涉及气道的各专业委员会都在制定和完善气道管理指南，但受限于专业特点，侧重点各有不同，有的流程过于复杂，需要各专科根据临床实际情况和医生各自专业特点进行必要的修正。ICU 患者的治疗涉及多个专业，气道管理要综合全面，不能偏颇。因此笔者联合多名长期从事重症医学专科临床一线的医疗护理人员，综合国内外最新气道管理指南、规范和共识，参阅大量的文献，总结多年临床工作实践经验，编写了《实用气道管理》一书。

　　《实用气道管理》共分 15 章，从气道管理生理学、解剖学、设备学和技术等诸多方面进行精要阐述，涵盖人工气道建立前的评估、人工气道建立方法和工具、人工气道建立后的雾化湿化以及人工气道的撤出等全流程处置方案及人工气道患者的陆地航空转院的注意事项等，简明实用，可操作性强。真诚希望本书可以作为 ICU 医师、护士、进修生、研究生的手边书，以及麻醉、急诊、呼吸等相关学科医师的临床参考书。

　　《实用气道管理》是笔者临床工作经验的总结和提炼，因此许多个体化操作细节存在主观性和片面性，敬请专家和同道们批评指正，也欢迎读者积极指出书中可能存在的错漏，我们将虚心接受并予以改正。

　　本书编写过程中得到空军特色医学中心各级领导的关心和支持，尤其要感谢麻醉科杨晓明主任、呼吸科王东主任的大力支持，还要对在本书设计之初及后期统稿、核对过程中付出大量心血的李玉亮、刘新阳、殷春立、唐子博表示感谢。

空军特色医学中心重症医学科　马宇洁

2023 年 11 月于北京

目 录 CONTENTS

第一章

气道的解剖及生理

　　气道（airway），即连接肺与外界大气的通道，解剖学上将气道由上至下分为鼻腔、咽、喉、气管和各级支气管。临床上常将气道以声门为界，分为声门上气道和声门下气道，同时将口腔划归声门上气道。要了解气道的管理，首先需要熟悉气道的解剖和生理。本章将对气道的各个部分逐一讲解，包括其解剖结构、神经支配、生理作用及特点等，其中与人工气道建立与管理相关的内容将做重点阐述。

第一节　口　腔

一、口腔的解剖

　　口腔（oral cavity）是以骨性口腔为基础形成的，其后方为咽峡和咽交通（图 1 - 1）。整个口腔被上下牙弓分为前后两部。前部为口腔前庭，后部为固有口腔，两部可通过两侧第三磨牙间隙相通，在牙关紧咬时可经此间隙插管或注入营养物质。

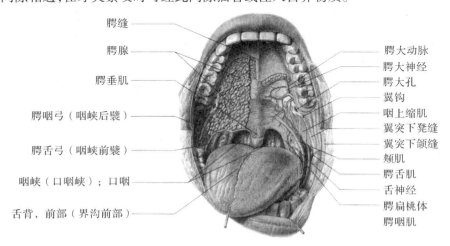

腭缝
腭腺
腭垂肌
腭咽弓（咽峡后襞）
腭舌弓（咽峡前襞）
咽峡（口咽峡）；口咽
舌背，前部（界沟前部）

腭大动脉
腭大神经
腭大孔
翼钩
咽上缩肌
翼突下龈缝
翼突下颌缝
颊肌
腭舌肌
舌神经
腭扁桃体
腭咽肌

图 1 - 1　口腔正面解剖图

　　引自：Susan Standring. 格式解剖学：临床实践的解剖学基础［M］. 41 版. 丁自海，刘树伟，译. 济南：山东科学技术出版社，2017：509.

腭(palate)构成口腔上壁,包括硬腭(前 2/3)和软腭(后 1/3)。硬腭分隔口腔和鼻腔,小儿颅面发育异常时常有由硬腭缺失或闭合不全导致的鼻腔与口腔相通。软腭是硬腭向后下方的延伸,其后缘游离,垂向后下方呈帆状,故又名腭帆,其中央有一乳头样突起,叫悬雍垂。悬雍垂两侧各有两条弓状皱襞,前方的叫腭舌弓,后方的叫腭咽弓,两者间形成的凹窝称扁桃体窝,容纳腭扁桃体。软腭后缘、两侧腭舌弓和舌根一起构成咽峡。咽峡的大小主要受腭帆调节,吞咽时腭帆上提,其后缘接触咽后壁从而阻断鼻与口腔的交通。该运动由舌咽神经支配,当患者延髓受损或舌咽神经功能异常时,可表现为软腭上抬无力(常为单侧)、易呛咳等。

舌(tongue)以骨骼肌为基础,表面覆以黏膜,具有搅拌食物、协同吞咽、感受味觉和辅助发音的功能。舌表面有一向前开放的"V"形沟,称界沟(sulcus terminalis),其将舌分为前 2/3 的舌体和后 1/3 的舌根。舌肌的运动受舌下神经支配,舌下神经由延髓第四脑室底舌下神经三角深处的舌下神经核发出,下行于颈内动、静脉之间,弓形向前达舌骨舌肌的浅面,在舌神经和下颌下腺管的下方穿颏舌肌入舌,支配同侧舌内肌和舌外肌。由于舌下神经走行过程中经过舌骨上、下颌角,位置相对表浅,在人工开放气道过程中,若操作过于暴力则可能会造成舌下神经损伤,导致同侧舌肌麻痹。另外全身麻醉及昏迷患者常有舌后坠,其为引起气道梗阻最常见的原因。舌相对于口腔的大小是决定插管难易程度的关键因素。

二、口腔的生理

解剖学分类上,口腔属于消化器官,兼具协同发音和通气功能。其消化功能包括分泌唾液、咀嚼和吞咽。安静情况下,唾液约以 0.5 ml/h 的速度分泌,其主要功能是湿润口腔,水分约占 99%,还包括免疫球蛋白、氨基酸、尿素、尿酸、唾液淀粉酶和溶菌酶等有机物,因此唾液具有一定的杀菌和杀病毒能力。吞咽功能的感受器位于咽部,正常情况下对异物刺激极为敏感,进食时食团触及咽部随即发动一系列快速反射动作(软腭上抬,咽后壁前突以封闭鼻、口、喉)。气管插管及神经功能损害(尤其是延髓及脑桥下端网状结构的吞咽中枢受损)患者可能存在病理性流涎症,可诱发非计划性拔管、呼吸机相关性肺炎及呛咳误吸等。另外在建立人工气道时患者在清醒状态或浅镇静状态下,刺激其咽部可引起剧烈咳嗽,会影响人工气道快速建立。

第二节 鼻 腔

一、鼻腔的解剖

临床上鼻腔(nasal cavity)通常指固有鼻腔,经鼻内孔与鼻前庭(nasal vestibule)交通,后者有皮肤覆盖,长有鼻毛,并富有皮脂腺及汗腺,易发生疖肿。固有鼻腔前界为鼻内孔,后界为后鼻孔,后者与鼻咽部交通(图1-2)。先天性后鼻孔闭锁患儿表现为单侧或双侧后鼻孔闭锁,由于新生儿除哭闹时以鼻呼吸为主,故该类患儿需建立人工气道并行手术开放后鼻孔。

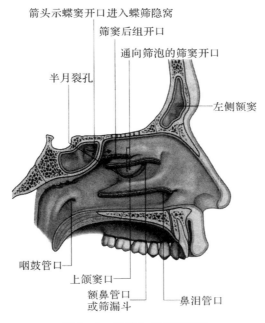

图1-2　鼻腔矢状面解剖图

引自:Susan Standring.格式解剖学:临床实践的解剖学基础[M].41版.丁自海,刘树伟,译.济南:山东科学技术出版社,2017:560.

固有鼻腔有顶、底、内、外四壁。顶壁呈穹隆状,由鼻骨和额骨鼻突构成;后端倾斜向下为蝶窦前壁;中段为筛骨水平板,是分隔颅前窝的骨性结构,内有嗅丝穿行抵达颅内,其骨质菲薄而脆,颅底骨折等外伤可致脑脊液鼻漏。为防止颅内感染,颅底损伤时需尽量避免经鼻气管插管和经鼻置胃管。鼻腔底壁即硬腭鼻腔面,由前3/4的上颌骨腭突和后1/4的腭骨水平部构成。鼻腔内侧壁即鼻中隔,我国报道约11.1%～12.7%的人存在伴有功能障碍的不同程度的鼻中隔偏曲,其中男性较女性多,左偏较右偏多。鼻中隔最前下部的黏膜下血管密集,由颈内动脉系统和颈外动脉系统的分支形成血管丛,即利特尔区(Little area),是鼻出血的好发部位。外侧壁由上至下有三个呈阶梯状排列的长条骨片,分别称上、中、下鼻甲,每一个鼻甲下方与鼻腔外侧均形成一个间隙,分别称上、中、下鼻道。各鼻甲与鼻中隔的间隙称为总鼻道。在中、上鼻道和蝶筛隐窝处分别有鼻旁窦开口,下鼻道有鼻泪管开口。

二、鼻腔的生理

鼻腔、鼻窦及其被覆上皮的结构赋予鼻腔特殊的功能,包括通气、过滤、清洁、加温、加湿、反射、嗅觉及与鼻窦协同共鸣等。鼻黏膜上皮分泌的溶菌酶、干扰素、sIgA 等对于维持鼻腔清洁起到重要作用。

1. 鼻周期(nasal cycle) 一定的鼻阻力是维持正常鼻通气的前提条件,正常鼻阻力的存在有助于肺泡进行气体交换。受双侧下鼻甲充血状态影响,正常人体鼻阻力呈现昼夜及左右有规律的、交替的变化,间隔 2～7 h 一个周期,称为生理性鼻甲周期(physiological turbinal cycle)或鼻周期。鼻周期的存在促使人体在睡眠时翻身,有助于解除疲劳。

2. 黏液-纤毛清除系统 黏液-纤毛清除系统是维持鼻腔清洁的重要机制。正常人的鼻毛可过滤吸入气流中的颗粒物,并使异物难进易出。较小的颗粒物一部分可经喷嚏反射被排出体外;另一部分由于气流在鼻腔内形成湍流而易沉降于鼻黏膜表面,然后通过黏液毯及纤毛摆动送入咽部。

3. 鼻腔神经反射 鼻腔神经反射分鼻肺反射和喷嚏反射。鼻肺反射(nasopulmonary reflex)是以鼻黏膜三叉神经末梢为传入支,广泛分布至支气管平滑肌的迷走神经为传出支,以三叉神经核及迷走神经核为其中枢核团,由此形成的反射弧所引起的反射。一侧鼻腔通气受阻时,引起同侧支气管收缩,进而减少了肺通气量,当鼻阻力升高或受刺激后引起支气管收缩。鼻肺反射是鼻腔局部刺激和病变引起支气管病变的原因之一。喷嚏反射(sneeze reflex)是鼻黏膜或鼻咽部受到刺激所引起的一种保护性反射。当鼻黏膜三叉神经末梢受刺激时,发生一系列反射动作,如悬雍垂下降、舌压向软腭等,然后声门突然开放,使得气体从鼻腔和口腔急速喷出,借以清除鼻腔中的异物或刺激物等。

4. 嗅觉 鼻腔嗅觉的产生机制是空气中的嗅分子与嗅黏膜的嗅受体结合后诱发神经冲动,由嗅神经传递至嗅球,经编码和加工处理后传递至嗅皮质,解码后形成不同的气味感觉。

第三节 咽

一、咽腔的解剖

咽(pharynx)是一个上宽下窄、前后扁平的漏斗形肌性管。上起颅底,下至环状软骨下缘平面(约平第 6 颈椎),成人全长 12～15 cm(图 1-3)。前与鼻腔、口腔相通,后与椎前筋膜相邻,两侧与颈部大血管和神经毗邻。以软腭平面和会厌上缘平面为界,可将咽分为鼻咽、口咽和喉咽,其中口咽和喉咽是呼吸道和消化道上端的共用通道。

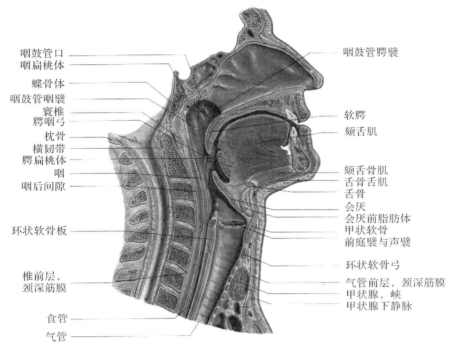

图 1-3 咽部矢状面解剖图

引自：Susan Standring. 格式解剖学：临床实践的解剖学基础［M］.41 版. 丁自海，刘树伟，译. 济南：山东科学技术出版社，2017：572.

鼻咽（nasopharynx）位于咽上部、鼻腔后方。其顶壁后部黏膜下有丰富的淋巴组织，称咽扁桃体，又称腺样体（adenoids），在婴幼儿期发达，6～7 岁后开始萎缩，至 10 岁完全退化。儿童因腺样体肥大堵塞后鼻孔及咽鼓管咽口，可表现为睡眠张口呼吸、舌根后坠常伴鼾声。长期张口呼吸，可致使面骨发育障碍，形成以上颌骨变长、硬腭高拱、牙列不整、上切牙外露、面部缺乏表情为特征的"腺样体面容"。下鼻甲后方约 1 cm 处各有一咽鼓管口，经咽鼓管与中耳相通。咽鼓管平时关闭，吞咽时空气可经咽鼓管进入鼓室以平衡鼓膜两侧气压。

口咽（oropharynx）是口腔向后的延续部。后壁平对第 2、3 颈椎体。口咽前壁主要为舌根后部，此处有一呈矢状位的皱襞称舌会厌正中襞，两侧凹陷称会厌谷，为异物易停留处。新生儿口咽短小，口腔咽腭弓与会厌距离接近，经口进食呛咳时易因异物堵塞而窒息，因此新生儿喂食时应保持头部后仰，哭闹时需停止喂食。

喉咽（laryngopharynx）是咽的最下部，下连接食管，平第 3～6 颈椎，前面自上而下有会厌、杓状会厌襞和杓状会厌软骨所构成的入口，称喉口，与喉腔相通。喉口两侧各有一个较深的隐窝，名为梨状窝（pyriform sinus），喉上神经内支经此窝入喉并分布于其黏膜下。

二、咽周间隙

咽筋膜与邻近筋膜之间存在疏松结缔组织间隙,较为重要的有咽后间隙(retropharyngeal space)和咽旁间隙(parapharyngeal space)。间隙的存在有利于咽腔在做吞咽等运动时协调头颈部的自由活动,但同时又为病变的扩散提供了途径。

咽后间隙位于椎前筋膜与颊咽筋膜之间,上起颅底,下至上纵隔,平第 1 ～ 2 胸椎平面,在中线处被咽缝分为左右两侧,互不相通。

咽旁间隙位于咽外侧壁和翼内肌筋膜之间,与咽后间隙仅由一薄层筋膜相隔,左右各一,形似倒锥体,上至颅底,下至舌骨内侧,其后界为颈椎前筋膜。咽旁间隙以茎突及其附属肌为界又分为前隙和后隙。前隙较小,内有颈外动脉及静脉丛通过;后隙较大,内有颈内动脉、颈内静脉、舌咽神经、迷走神经、舌下神经、副神经及交感神经干等通过。

上述间隙的脓肿、外伤出血及肿瘤均可引起组织肿胀,压迫气道并使颈部活动受限,导致窒息、吞咽困难及插管困难。

三、咽的生理

咽腔作为呼吸道与消化道的共用通道,具有以下生理功能:

1. **呼吸功能** 咽是气流出入的通道,且咽黏膜内及黏膜下含有丰富的腺体,对吸入的空气具有加温、加湿及清洁作用,但作用弱于鼻腔。气管插管患者由于气体跨过鼻、咽部,未经加温加湿的干燥低温气体可对其呼吸道造成损伤。

2. **言语形成** 咽腔为共鸣腔之一,发声时咽腔与口腔可通过改变形状,产生共鸣,使声音清晰,并由软腭、口、舌、唇、齿等协同作用构成各种语言。

3. **吞咽功能** 吞咽动作是一种由多种咽肌参与的反射性协同运动,一经发动不能中止。其中枢位于延髓的网状结构内,迷走神经核附近。

4. **防御保护功能** 主要通过咽反射完成,一方面协调的吞咽反射可封闭鼻咽和喉咽,在吞咽和呕吐时避免食物吸入气管或反流至鼻腔;另一方面当异物或有害物质接触咽部,会引发恶心、呕吐,有利于异物或有害物质排出。中枢损伤及麻醉镇静患者咽的防御保护功能丧失,是引发吸入性肺炎的重要危险因素。

5. **调节中耳气压** 咽鼓管咽口的开放与咽肌的运动密切相关。吞咽动作不断进行,咽鼓管不断随之开放,中耳内气压与外界大气压得以平衡,这是保持正常听力的重要条件之一。

6. **免疫功能** 咽扁桃体生发中心含有各种吞噬细胞,同时可产生具有天然免疫力的细胞和抗体,它们对从血液、淋巴或其他组织侵入的病原体具有防御作用。

第四节　喉

喉(larynx)位于颈前部,相当于第4～6颈椎体范围,女性略高于男性,小儿略高于成人。由于发音功能的特化,喉部的解剖结构相较于其他气道的解剖结构更为复杂,本节将依次介绍喉的软骨及连接、喉肌、喉腔以及喉部血管与神经走行。喉的生理功能主要在于通气和发声,两者均依赖于喉的解剖结构,因此不再赘述。

一、喉的软骨及连接

喉软骨构成了喉的支架结构。单块软骨包括甲状软骨、环状软骨和会厌软骨,成对的软骨包括构状软骨、小角软骨和楔状软骨,共计9块(图1-4),其中小角软骨和楔状软骨很小,临床意义不大。

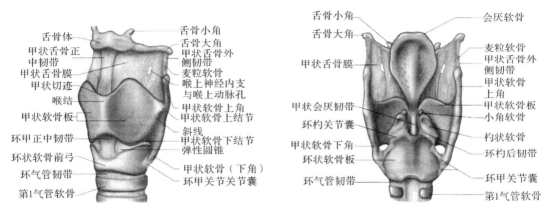

图1-4　喉软骨及其连接(正面观及背面观)

引自:Susan Standring.格式解剖学:临床实践的解剖学基础[M].41版.丁自海,刘树伟,译.济南:山东科学技术出版社,2017:586.

甲状软骨(thyroid cartilage)是喉软骨中最大的一块,由左右两块四边形软骨板构成。两板前缘融合形成前角,前角上缘形成的一"V"形切迹为甲状软骨切记,是颈部重要的体表定位标记。切迹下方向前突出称为喉结,男性较女性明显。

环状软骨(cricoid cartilage)位于甲状软骨下方,第一气管环之上,是喉与气管中唯一一块完整的软骨环,构成喉的底座。若因外伤及疾病引起环状软骨缺损,可导致喉及气管狭窄。

构状软骨(arytenoid cartilage)位于环状软骨板上方,基底与环状软骨板上缘构成环构关节,可沿关节垂直轴做旋转运动。基底向前方伸出一突起,名为声带突,为声韧带附着处。基底外侧突起为肌突,有喉肌附着。

会厌软骨（epiglottic cartilage）形似树叶，上宽下窄，上缘游离构成喉口上缘。下端细窄，形似叶柄，借韧带连于甲状软骨前角内面。

喉软骨之间及软骨与舌骨、气管软骨间以关节、膜和韧带相连接，包括环杓关节、环甲关节、环甲膜、方形膜、甲状舌骨膜和环状软骨气管韧带，其中环甲膜前部纤维组织增厚呈垂直方向系于甲状软骨下缘与环状软骨弓之间，此为环甲正中韧带。急性喉阻塞时可经此穿刺或切开以快速建立人工气道。

二、喉肌

喉肌从功能角度可分为主司声带松紧和主司声门裂大小的两组肌群，包括使声带紧张的环甲肌和环杓后肌，使声带松弛的甲杓肌和环杓侧肌，使声门裂开大的环杓后肌，使声门裂缩小的杓横肌、杓斜肌、甲杓肌和环杓侧肌。另外还有杓会厌肌位于杓会厌襞内，此肌收缩时可缩小喉口。

三、喉腔

喉腔是由喉软骨、韧带和纤维膜、喉肌、喉黏膜等围成的管腔（图1-5）。喉黏膜对异物刺激极为敏感，可经咳嗽反射将异物咳出。以声门为界可将喉腔分为声门上区、声门区和声门下区。

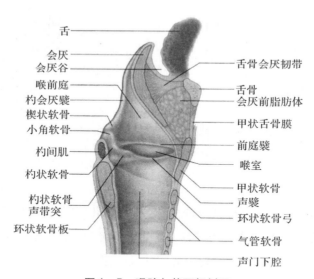

图1-5 喉腔矢状面解剖图

引自：Susan Standring. 格式解剖学：临床实践的解剖学基础[M]. 41版. 丁自海，刘树伟，译. 济南：山东科学技术出版社，2017：590.

声门上区呈漏斗形，上界为喉口，下界为两侧室襞（又称假声带）及其间的前庭裂。声门区体积最小但结构复杂，是喉发声的主要功能区（图1-6）。其下界为声襞，即声带，由声韧带和声带肌表面贴以黏膜而成，活体上呈苍白色。声门裂较前庭裂长而狭窄，前

3/5 位于两侧声襞之间,称膜间部;后 2/5 位于两侧杓状软骨底内侧缘和声带突之间,称软骨间部(呼吸部)。声门裂附近黏膜下层较疏松,发炎时可引起黏膜水肿致声嘶、呼吸困难,幼儿严重时可出现喉喘鸣、喉阻塞。声门下区即声门裂以下喉腔部分,与气管相通。

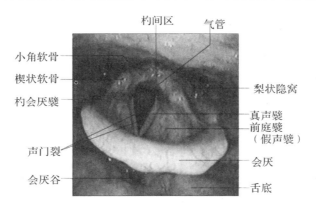

图 1-6 纤维支气管镜下所见声门结构

引自:Susan Standring. 格式解剖学:临床实践的解剖学基础[M]. 41 版. 丁自海,刘树伟,译. 济南:山东科学技术出版社,2017:593.

四、喉部血管与神经走行

喉的动脉血供共有 3 支,包括供应喉上部的甲状腺上动脉分支后上动脉、供应环甲膜周围的环甲动脉及供应喉下部的甲状腺下动脉分支喉下动脉。喉上动脉和喉上神经内支及喉上静脉伴行穿过舌甲膜进入喉内,环甲动脉沿环甲膜两侧走行并在中线汇合后穿过环甲膜进入喉内(行环甲膜切开时可在环甲膜下 1/3 作切口以避开该动脉),喉下动脉与喉返神经伴行在环甲关节后方进入喉内。喉的静脉与各同名动脉伴行分别汇入甲状腺上、中、下静脉。

喉的神经为喉上神经和喉返神经。喉上神经(superior laryngeal nerve)是迷走神经在结状神经节发出的分支,下行约 2 cm 到达舌骨大角平面处分为内、外两支。内支主司感觉,外支主司运动(环甲肌)。喉返神经(recurrent laryngeal nerve)是喉的主要运动神经,迷走神经进入胸腔后在胸腔上部分发出喉返神经,左侧喉返神经绕主动脉弓,右侧绕锁骨下动脉继而上行,走行于甲状腺深面的气管食管沟内,在环甲关节后方入喉。支配除环甲肌以外喉内各肌运动,亦有一些感觉支司声门下区黏膜的感觉。

第五节 气管及支气管

一、气管及支气管的解剖

气管(trachea)和支气管(bronchi)均以软骨、肌肉、结缔组织和黏膜构成(图1-7)。成人气管长度约10~15 cm,外径2.5 cm,上端与第6颈椎水平,下至胸骨角平面分为左右支气管。气管管腔呈"D"形,以15~20个缺口向后的"C"形软骨环为支架。

左右支气管分出后斜向外下进入肺门。两支气管夹角约65°~85°,左支气管细长,倾斜角较大,右支气管短粗,倾斜角较小,因而异物易落入右支气管。

支气管在肺内反复分支可达23~25级,最后形成肺泡。支气管各级之间以及肺泡之间均以间质填充,血管、淋巴管、神经等随支气管的分支分布在间质中。肺泡间质中含有丰富的毛细血管网,是进行气体交换的场所。

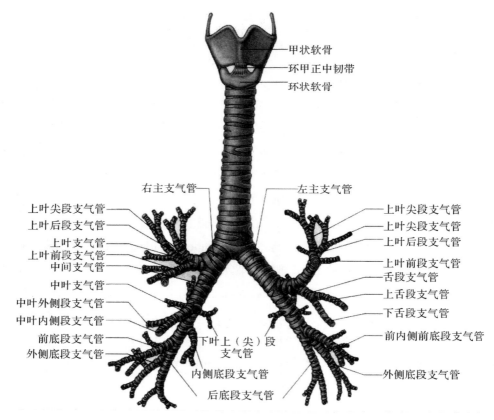

图1-7 气管解剖示意图

引自:Susan Standring. 格式解剖学:临床实践的解剖学基础[M].41版.丁自海,刘树伟,译.济南:山东科学技术出版社,2017:961.

二、气管及支气管的生理

1. 清洁滤过作用　气体经过上气道后,直径大于 6 μm 的异物颗粒几乎可以被鼻、咽部的黏膜吸附,经咳嗽反射随痰液排出体外。直径在 1~5 μm 的异物颗粒可进入下呼吸道,后被下呼吸道黏膜吸附。气管及支气管黏膜上皮细胞顶部有纤毛,上皮细胞之间还有杯状细胞分泌黏液。黏液覆盖于纤毛之上,众多纤毛向咽喉方向协调有节律地摆动,推动黏液及异物颗粒向咽喉方向移动,最后排出呼吸道。小于 1 μm 的异物颗粒可进入肺泡并吸附于肺泡壁,由肺泡巨噬细胞吞噬后移出肺泡。长期机械通气的患者若未经过合适的雾化及湿化治疗,呼吸道纤毛摆动能力弱于常人,肺部廓清功能减弱而导致呼吸机相关性肺炎的发生概率大大增加。

2. 调节气道阻力　合适的气道阻力是维持肺通气、保障肺换气的基础条件。平静呼吸情况下呼吸道对气流的阻力极小,约 1~3 cmH_2O (1 $cmH_2O \approx 0.098$ kPa)。根据伯努利方程,气道阻力与气道总直径的 4 次方呈反比。因此生理条件下的气道阻力主要来自主支气管等大气道,细支气管、终末细支气管等虽然直径小,但数量极多,双肺共有终末细支气管 65 000 余支,因此总直径大,总阻力小。然而,在病理条件下,由于细支气管易被痰液等堵塞,且细支气管无软骨环作为支撑,其平滑肌在炎症刺激下收缩可导致气道阻力急剧升高。另外在用力呼气及气道内存在异物、痰栓、肿瘤时,气体流速加快易形成大量涡流,同样会使气道阻力升高而导致呼吸困难。

细支气管平滑肌受副交感神经及交感神经双重支配。副交感神经兴奋时释放乙酰胆碱,作用于平滑肌上的 M 型受体使气道收缩。部分刺激性气体(如 NH_3、SO_2)、烟雾、灰尘等可刺激呼吸道感受器反射,引起交感神经兴奋导致细支气管收缩,严重者可引起哮喘发作。交感神经对细支气管平滑肌支配较少,交感神经兴奋可导致肾上腺素释放增加,经血液循环主要作用于细支气管平滑肌 β_2 受体,导致平滑肌舒张,细支气管直径增大。另外肺组织本身释放的如组胺、慢反应物质、内皮素、前列腺素 F_2 等可导致细支气管平滑肌强烈收缩,这些物质在过敏性哮喘的发作中起重要作用。

(李　谨)

▶ **参考文献** ◀

[1]李云庆.人体解剖学[M].西安:第四军医大学出版社,2010.

[2]Susan Standring.格式解剖学:临床实践的解剖学基础[M].41 版.丁自海,刘树伟,译.济南:山东科学技术出版社,2017.

[3]朱妙章.大学生理学[M].北京:高等教育出版社,2013:266-267.

[4]王红梅,BOSOMTWE SAMUEL,杜金磊,等.经口气管插管患者流涎症影响因素和干预措施的研究进展[J].中华全科医学,2021(19):2102-2105.

第二章

气道评估

气道评估是气道管理的第一步，也是临床气道管理的一大难点。准确的气道评估有助于预测患者气管管理风险因素及在病人的呼吸系统处于危险状态时及时有效地对病人进行干预治疗。

第一节　气道的一般评估方法

气道评估的方法分为解剖评估和借助超声、内镜精确评估。主要目的是判断是否存在困难气道及提早制定应对方案。

一、解剖评估方法

首先要收集患者的既往病史，重点询问其过去手术中是否有困难气道的情况，注意会厌炎等与呼吸系统有关的情况，以帮助判断病人在发生困难气道时的基本状态和耐受缺氧的程度。第二步是观察和评估病人的面部和下颌，需要注意有无外伤、感染、畸形、面部肿瘤，或大面积烧伤、放疗、头颈部手术导致的面部畸形，以上可能影响患者张口度或口腔结构和空间大小；有无病态肥胖、小下颌、络腮胡、颈部粗短、颞颌关节强直、门齿缺损等情况，会影响患者面罩给氧以及在患者失去自主呼吸后置入人工气道装置。

以下常用的解剖结构的评估在体格检查中至关重要。

（一）咽部结构分级

咽部结构分级常用的为改良 Mallampati 分级，是最常用于判断舌体相对于口腔大小的测量方法。具体方法为患者呈坐位，最大限度张口伸舌，不要求其发音，同时观察口咽部（图 2－1）。改良 Mallampati 分级分为四级。Ⅰ级：可见软腭、咽腭弓、悬雍垂、硬腭。Ⅱ级：可见软腭、悬雍垂、硬腭。Ⅲ级：可见软腭和硬腭。Ⅳ级：仅能看到硬腭。

如果观察时可见咽后壁，则出现插管困难的可能性较小。患者的张口度、舌体大小以及舌体活动度可影响观察结果。等级越高则直接喉镜暴露越困难，等级为Ⅲ或者Ⅳ级时，提示可能出现插管困难。

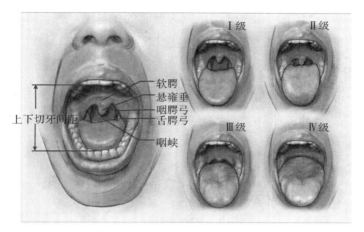

图 2 - 1　改良 Mallampati 分级

引自:DETSKY ME, JIVRAJ N, ADHIKARI NK, et al. Will This Patient Be Difficult to Intubate? The Rational Clinical Examination Systematic Review[J]. JAMA. 2019 Feb 5,321(5):493 - 503.

　　直视喉镜下可对声门暴露情况进行分级。Cormack - Lehane 分级(图 2 - 2)可将喉镜暴露声门的情况分为四级。Ⅰ级:完全暴露声门。Ⅱ级:可见杓状软骨(声门入口的后壁)和后半部分声门。Ⅲ级:可见会厌,看不见声门。Ⅳ级:看不见会厌。出现Ⅲ级时发生插管困难的可能性明显增加,Ⅳ级时意味着插管困难。

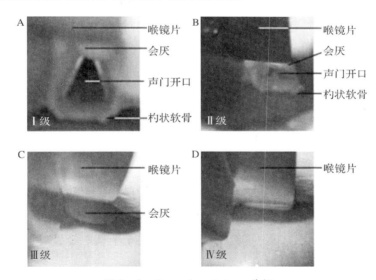

图 2 - 2　Cormack - Lehane 分级

引自:KRAGE R, VAN RIJN C, VAN GROENINGEN D, et al. Cormack - Lehane classification revisited [J]. Br J Anaesth, 2010, 105(2): 220 - 7.

（二）张口度

患者在最大张口时上下门齿之间的距离为患者的张口度。张口度小于 3 cm 或小于两横指时，患者可能无法置入喉镜，从而导致直视喉镜下声门暴露困难。

（三）甲颏距离

将患者头部向后仰至伸展位，测量自甲状软骨切迹至下颏尖端的距离（图 2−3）。正常距离大于 6.5 cm，当处于 6~6.5 cm 时，可能出现声门暴露困难，当甲颏距离小于 6 cm 时，存在喉镜暴露声门困难。

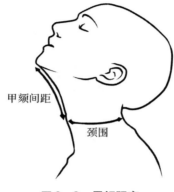

图 2−3 甲颏距离

引自：DE CASSAI A，PAPACCIO F，BETTETO G，et al. Prediction of difficult tracheal intubations in thyroid surgery. Predictive value of neck circumference to thyromental distance ratio［J］. PLoS One，2019，14（2）：e0212976.

（四）头颈活动度

患者最大程度屈颈和伸颈，正常活动范围在 90°~165°，当患者头后伸不足 80°时，可能在喉镜置入进行气管插管时存在困难。

（五）颞下颌关节活动度

常采用咬上唇试验（ULBT）（图 2−4）。患者采取端坐位，尽力前伸下颌，用下齿咬上唇，以下齿触及上唇的位置进行分级。Ⅰ级：下门齿可咬至上唇的唇红线以上。Ⅱ级：下门齿可咬至上唇的唇红线以下。Ⅲ级：下门齿无法咬至上唇。Ⅲ级可认为存在困难插管高风险。

在经过以上方法评估患者的气道结构后，利用听诊器可以对患者的呼吸功能进行简单的评估，针对怀疑有气道梗阻的患者，可以采用简单的气道阻塞测试，评估患者用力呼气的时间。嘱患者最大程度深呼吸，深吸气后尽可能快速呼气，利用听诊器在患者颈部进行听诊并记录患者的呼气时间，一般正常患者的呼气时间小于 6 s，存在中度至重度气道梗阻的患者,呼气时间可以达到 10～30 s,同时利用听诊器可能听到患者存在其他异常呼吸音,此时需要进一步采用肺功能检查对患者进行准确评估。

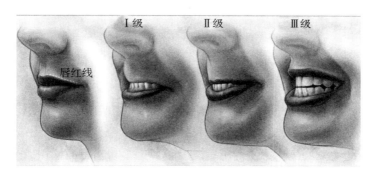

图 2-4 咬上唇试验

引自:DETSKY ME, JIVRAJ N, ADHIKARI NK, et al. Will This Patient Be Difficult to Intubate?: The Rational Clinical Examination Systematic Review[J]. JAMA. 2019 Feb 5;321(5):493-503.

二、超声及支气管镜在围术期困难气道的应用

超声对于气道评估和困难气道的预测具有独特的优势,其操作简单,对被检查者几乎没有伤害,在床旁即可完成。对于重症监护室和急诊室内意识不清以及其他无法配合的患者,使用超声进行气道评估更方便、安全。通过超声可以及时识别困难气道、发现声门下狭窄,在选择气管导管时提供准确的信息,在气管导管置入过程中可以辅助确定气管导管是否正确置入管中,也可以通过确认环甲膜的位置,正确指导环甲膜穿刺。目前,围术期及重症环境下超声的应用,已成为医务人员气道管理的一大利器。

支气管镜是由口或鼻置入患者的下呼吸道的可视化医疗设备。针对声门暴露困难的患者和颈椎不稳定的患者,利用支气管镜进行气道的检查和气管导管的置入,可以避免因重复插管引起的黏膜损伤和声带水肿等严重并发症。当患者存在气道损伤时,特别是深部气道损伤,利用支气管镜可以对损伤进行很好的评估,同时可以将气管导管准确放置于损伤位置之下。

超声及支气管镜均为可视化气道管理工具,是临床建立确定性人工气道的发展方向,其具体应用将在之后的章节详细阐述。

第二节　困难气道的原因与识别

在气道评估时,将每个病例的气道都按照困难气道进行气道管理准备的做法虽有些矫枉过正,但了解困难气道的产生原因以及早期识别出困难气道,对气道管理而言是十分必要的。

一、困难气道的原因分析

困难气道是指具有五年以上重症或麻醉经验的医生在行面罩通气时遇到了困难,或行气管插管时遇到了困难,或两者同时存在的一种临床情况。根据定义,困难气道可分为困难面罩通气和困难气管插管。

(一)困难面罩通气(difficult mask ventilation,DMV)

美国麻醉医师协会(american society of anesthesiologists,ASA)定义的困难面罩通气是指有经验的重症或麻醉科医生在没有他人帮助的情况下,经过多次或超过 1 分钟的努力,仍不能获得有效的面罩通气。困难面罩通气发生原因多与面罩的使用以及患者面部情况有关。医护人员扣面罩的技术可直接影响面罩通气的效果。而当患者存在肥胖、头面部及上颌部肿瘤、感染、炎症时面罩通气困难发生的风险会增加,面部蓄络腮胡也会影响面罩通气,老年患者可能由于牙齿脱落而增加保持面罩的密闭性的难度。因此严格的气道评估和技术培训对减少困难面罩通气的发生至关重要。

(二)困难气管插管(difficult intubation,DI)

无论是否存在气道的病理改变,有经验的重症或麻醉科医师进行气管插管时需要三次以上努力的情况被称为困难气管插管。在气管插管时,为了更好地显露声门,当生理上存在的三条解剖曲线趋向于一条线时,喉镜下声门显露条件最好。这三条线分别是从口腔至咽后壁的口轴线、从咽后壁至喉头的咽轴线、从喉头至气管上段的喉轴线。三条轴线无法连成一条线时,可能出现困难气道。但是预测困难气管插管的准确性很低,医护人员需要做好随时出现困难气管插管的准备。

1. 患者因素

(1)生理及解剖因素 患者的生理因素如孕妇、饱胃患者在进行气管插管时,可能会引起恶心和呕吐,影响气管插管的顺利进行,甚至出现反流误吸等危险情况。解剖因素有患者存在上颌前突、巨舌、鼻中隔偏曲、气管偏移不居中等,由于影响了口轴线、咽轴线和喉轴线三线趋向于一条线(图 2-5),可能造成困难气管插管。

(2)疾病情况 患者的疾病情况又可分为患者基础疾病情况以及此次就诊疾病情况两种。当患者存在肥胖、甲状腺肿大、骨骼肌疾病、颞下颌关节强直以及既往存在头面部放疗史等情况时,可能影响喉镜暴露声门从而造成困难气管插管。口咽部肿瘤、头颈面部创伤或大面积烧伤、口腔存在血肿等情况时,可造成喉镜的置入困难以及操作空间的严重减少;存在脊柱尤其是颈椎损伤时可导致颈部活动度变小;声带囊肿等可直接影响气管导管的置入。

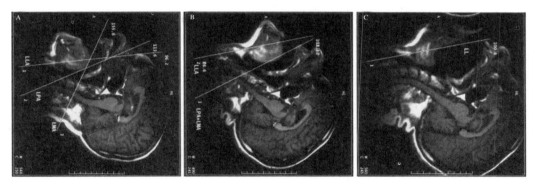

注:LMA 为口轴;LLA 为喉轴;LPA 为咽轴;LL 为喉镜线;图 A 为中立头部位置;图 B 为未放置喉镜的嗅物位;图 C 为放置喉镜的嗅物位。

图 2－5　三条轴线关系

引自:SOSIS M B. The " sniffing position" facilitates tracheal intubation〔J〕. Anesthesiology, 2001, 95 (4):1042－1043.

2. 医源性因素　困难气道的定义取决于操作人员的技能水平,即使是经过同样时间培训以及相似临床年限的医生,其操作水平、心理素质和所处环境具备的设备情况也存在很大差异。

除困难面罩通气与困难气管插管以外,部分患者可能经过长期人工气道治疗,长期的慢性刺激可造成声门下气道出现瘢痕以及形成肉芽组织和气管软化进而影响正常通气,出现声门下气道狭窄造成通气困难。在紧急情况下,声门上气道装置无法置入,同时出现困难气管插管时,气管切开或环甲膜穿刺是建立人工气道的重要方式。如患者存在颈部解剖异常、脊柱弯曲、颈部巨大肿物、颈部严重外伤或感染等情况,可能造成颈部暴露困难,无法建立人工气道。

二、识别困难气道

困难气道的评估需要明确进行面罩通气、喉镜置入、气管插管、环甲膜切开以及声门外气道装置插入式可能出现的困难。

(一)困难气管插管的识别

围术期最常用的是困难插管的 LEMON 评估来明确困难喉镜暴露与困难气管插管,具体步骤缩写为 LEMON 便于记忆。

L:观察外部特征(look externally)

观察患者的体表结构是否存在异常是评估的第一步,观察判断患者是否存在肥胖、头颈面部结构异常等影响气管插管操作的解剖结构。一般情况下,观察出现体表结构异常时,预计可能出现困难的特异性较好,但是没有观察到明显异常的外部特征时,并不能证明之后插管顺利。

E:"3 – 3 – 2"法则(evaluate the 3 – 3 – 2 rule)

将张口度的大小、颏与舌骨间距、舌骨与甲状软骨切迹间距联合进行评估,若三个间距均正常则出现困难气道的可能性低。

3:张口度大于等于患者本人3横指为正常,提示喉镜置入和声门暴露的难易度。

3:颏与舌骨间距大于等于患者本人3横指为正常,提示下颌下间隙的大小。

2:舌骨与甲状软骨上切迹大于等于患者本人2横指为正常,提示喉相对于舌根部的位置,如果喉部位置过高,可能出现直接喉镜下声门暴露困难。

M:Mallampati 分级(mallampati classification)

Mallampati 在本章第一节中已有详细叙述,Ⅲ、Ⅳ级预示可能存在困难气道。

O:梗阻(obstruction)

上气道存在梗阻可能影响喉镜的置入,在声门上存在肿物或口腔、咽部存在感染,血肿性创伤时可影响声门暴露。通常在肥胖患者中,上气道相对狭窄直接增加喉镜置入与声门暴露的难度。

N:颈部活动度(neck mobility)

颈椎活动度会影响患者在插管时体位的摆放。颈椎活动度降低会直接影响喉镜下视野的大小。对于特殊情况不能配合的患者如患有强直性脊柱炎、类风湿关节炎等,声门暴露将受到很大影响,但实际中仅存在颈椎退行性病变而使得活动度降低的患者,仍能成功地经口置管,对其困难气道的评估应从多方面进行。

(二)困难面罩通气

利用 LEMON 法进行困难气管插管的评估后预计会出现困难时,应立即进行困难面罩通气的评估。目前广泛认为年龄、肥胖、络腮胡、无牙以及打鼾是困难面罩通气的独立危险因素。以下为困难面罩通气相关的病人因素:口腔内较大的软组织(舌头、会厌过大,扁桃体增生及气道水肿等);生理反应(喉、支气管痉挛);解剖结构异常(牙齿缺失、气道肿瘤、外源性气道压迫、气胸、支气管胸膜瘘、颈部放疗史等)。

关于独立危险因素中,肥胖的相关指标的研究认为,当 BMI≥26 kg/m^2 时,预测困难面罩通气的发生在统计学上具有意义。颈围 >40 cm 与肥胖相关,同样会增加困难面罩通气的发生率。

(三)困难环甲膜切开

在困难气管插管和困难面罩通气的评估后,可以进行困难环甲膜切开术的评估。困难环甲膜切开术的原因包括颈前部存在异常进入困难、不能确定解剖标志、解剖结构扭曲或组织异常,可以利用 SMART 助记法评估(表 2 – 1)。困难环甲膜切开术的评估需要触诊喉部的组织、明确环甲膜,肥胖患者和女性患者的环甲膜位置更难确定。而且与床旁超声相比,许多常用触诊法识别环甲膜的准确性不太高(46% ~62%)。

表 2 - 1 SMART 助记法

SMART 助记法
Surgery 手术（近期的或既往的）
Mass 肿块（血肿、脓肿或其他肿块）
Access or Anatomy 通路或解剖异常（肥胖、无法定位或其他的入路困难）
Radiation 辐射（或其他组织畸形或瘢痕）
Tumor 肿瘤（包括气道固有肿瘤）

（纪　筠　穆佳欣　范晓静）

参考文献

[1] 吴觉伦，申乐.全面评估、充分准备、合理决策、重视氧合——《2022 年美国麻醉医师协会困难气道管理实践指南》解读 [J].协和医学杂志，2022：1 - 11.

[2] 陈红梅，杨相梅，罗艳，等.困难气道评估方法研究进展 [J].中国呼吸与危重监护杂志，2020，19(03)：312 - 6.

[3] 陈旭，章蔚，夏敏，等.超声测量舌骨 - 会厌距离对喉镜显露困难的预测价值 [J].临床麻醉学杂志，2021，37(06)：621 - 4.

[4] 王霞，陈娅璇，马武华.超声测量气道参数预测困难喉镜暴露的准确性 [J].中华麻醉学杂志，2021，41(04)：466 - 8.

[5] KORNAS R L, OWYANG C G, SAKLES J C, et al. Evaluation and Management of the Physiologically Difficult Airway: Consensus Recommendations From Society for Airway Management [J]. Anesth Analg, 2021, 132(2): 395 - 405.

[6] GREEN S M, ROBACK M G. Is the Mallampati Score Useful for Emergency Department Airway Management or Procedural Sedation? [J]. Ann Emerg Med, 2019, 74(2): 251 - 9.

[7] CORMACK R S. Cormack - Lehane classification revisited [J]. Br J Anaesth, 2010, 105(6): 867 - 8.

[8] BRANSON R D, GOMAA D, RODRIQUEZ D, JR. Management of the artificial airway [J]. Respir Care, 2014, 59(6): 974 - 89; discussion 89 - 90.

[9] GOTTLIEB M, HOLLADAY D, BURNS K M, et al. Ultrasound for airway management: An evidence - based review for the emergency clinician [J]. Am J Emerg Med, 2020, 38(5): 1007 - 13.

[10] HUI C M, TSUI B C. Sublingual ultrasound as an assessment method for predicting difficult intubation: a pilot study [J]. Anaesthesia, 2014, 69(4): 314 - 9.

［11］PINTO J, CORDEIRO L, PEREIRA C, et al. Predicting difficult laryngoscopy using ultrasound measurement of distance from skin to epiglottis ［J］. J Crit Care, 2016, 33: 26 - 31.

［12］DONG F, WANG Y, WANG X, et al. Changes in the upper airway following induction of anaesthesia: a prospective observational study protocol to determine the use of ultrasound in the assessment of a difficult airway in China ［J］. BMJ Open, 2019, 9(7): e029782.

［13］BORAN O F, BILAL B, ÇAKıR D, et al. The Effect of Flexible Lightwand and Ultrasonography Combination on Complications of the Percutaneous Dilatational Tracheostomy Procedure ［J］. Cureus, 2019, 11(7): e5232.

［14］AIKINS N L, GANESH R, SPRINGMANN K E, et al. Difficult airway management and the novice physician ［J］. J Emerg Trauma Shock, 2010, 3(1): 9 - 12.

［15］NIVEN A S, DOERSCHUG K C. Techniques for the difficult airway ［J］. Curr Opin Crit Care, 2013, 19(1): 9 - 15.

［16］APFELBAUM J L, HAGBERG C A, CAPLAN R A, et al. Practice guidelines for management of the difficult airway: an updated report by the American Society of Anesthesiologists Task Force on Management of the Difficult Airway ［J］. Anesthesiology, 2013, 118(2): 251 - 70.

［17］XU Z, MA W, HESTER D L, et al. Anticipated and unanticipated difficult airway management ［J］. Curr Opin Anaesthesiol, 2018, 31(1): 96 - 103.

［18］MOSIER J M, JOSHI R, HYPES C, et al. The Physiologically Difficult Airway ［J］. West J Emerg Med, 2015, 16(7): 1109 - 17.

［19］REED M J, RENNIE L M, DUNN M J, et al. Is the LEMON´method an easily applied emergency airway assessment tool? ［J］. Eur J Emerg Med, 2004, 11(3): 154 - 7.

［20］KRAGE R, VAN RIJN C, VAN GROENINGEN D, et al. Cormack - Lehane classification revisited ［J］. Br J Anaesth, 2010, 105(2): 220 - 7.

［21］DE CASSAI A, PAPACCIO F, BETTETO G, et al. Prediction of difficult tracheal intubations in thyroid surgery. Predictive value of neck circumference to thyromental distance ratio ［J］. PLoS One, 2019, 14(2): e0212976.

［22］SOSIS M B. The " sniffing position" facilitates tracheal intubation ［J］. Anesthesiology, 2001, 95(4): 1042 - 3.

第三章

气道管理工具

气道管理的核心技术是保护气道、开放气道和建立人工气道,根本目的是保证良好通气和氧合。人工气道用具可以帮助医师管理气道,维持气道通畅,保证患者氧供。目前,临床上的气道管理工具多样,每种工具的规格、使用环境、配套氧源以及不同病人不同疾病条件下的需氧量都不尽相同。本章内容就重症 ICU 中常见的气道管理工具进行概述,希望帮助读者对各类工具形成初步认知,临床实践中可随时翻阅本章节查询相关工具参数及适用范围。

一、鼻导管

鼻导管(图 3-1)是最常用的低流量供氧装置,具有简单、廉价、舒适,不影响患者进食、谈话等优点,患者耐受性好。使用时其两个尖端分别插入患者两个鼻孔进行供氧,导管插入双侧鼻腔的深度约 2 cm。

鼻导管提供恒定的氧流量,以鼻咽和口咽作为储氧部位(reservoir),平均容积约 50 ml,相当于解剖无效腔的 1/3。气体流量设定范围可以为 1~6 L/min。氧流量最大 5~6 L/min,如需更大的氧流量,应更换其他吸氧装置。使用鼻导管时吸氧浓度(FiO_2)可以通过以下公式简单估算。

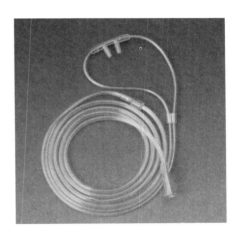

图 3-1　鼻导管

$$FiO_2 = 21 + 4 \times 氧流速$$

二、普通面罩

普通面罩(图 3-2)是一种低流量供氧装置,相对鼻导管以鼻咽腔作为储氧腔,简易面罩增加了 100~200 ml 的储氧空间,提高了供氧效率。其有两个侧孔可使新鲜空气进入和呼出气体排出。

由于面罩的无效腔及"储氧效应"影响了氧流量和吸入氧浓度之间的关系,上述鼻导管吸氧浓度计算公式不适用于面罩吸氧。

此外,普通面罩吸氧时,氧流量至少 6 L/min,目的是冲走呼出气体中的 CO_2,防止重复吸入 CO_2,否则,容易造成二氧化碳潴留。氧流量在 5 ~ 8 L/min 时,FiO_2 可达到 40% ~ 60%,氧流量 >8 L/min 时吸入氧浓度不会进一步升高。普通面罩氧流量与吸氧浓度的关系见表 3 - 1。

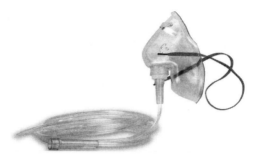

图 3 - 2　普通面罩

表 3 - 1　普通面罩氧流量与 FiO_2 的关系

吸氧装置	储氧部分容量/mL	氧流量(L/min)	吸氧浓度/%
普通面罩	150 ~ 250	5 ~ 10	40 ~ 60
		6	35 ~ 40
		10	50 ~ 60
		< 6	重复吸入无效腔内气体

三、储氧面罩

储氧面罩(图 3 - 3),在普通面罩上装配了一个乳胶或橡胶制成的储氧袋(容积一般为 600 ~ 1 000 ml),为没有气管插管或气管切开的患者输送高浓度的氧(FiO_2 >60%)。储氧面罩流量与 FiO_2 的关系见表 3 - 2。

储氧面罩分为两种:储氧气囊与面罩之间没有单向活瓣,称为部分重复吸入吸氧面罩;面罩和贮气袋之间设有单向活瓣,称为无重复呼吸面罩。使用无重复呼吸面罩时,患者只能从贮气袋吸入气体,呼气时气体只能从出气孔逸出,而不能再进入贮气袋。在呼气或呼吸间歇期间,氧气进入贮气袋,而吸气时主要由贮气袋供氧,如果面罩合适,能紧贴患者的面部不漏气,可达到很高的吸氧浓度。

需注意的是,储气囊必须保持充满状态,才可以达到较高的 FiO_2,并能在一定程度上防止二氧化碳重复吸入。如果吸气时储氧气囊塌陷超过一半,则增加吸入氧流量,直至观察到吸气时有少量放气。

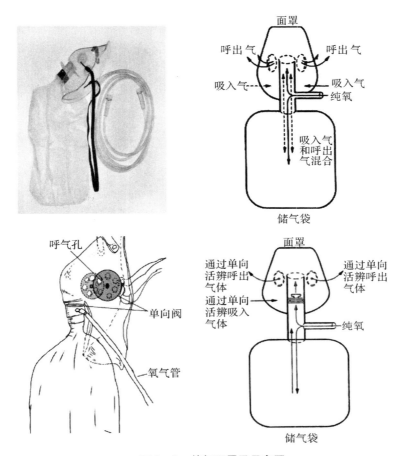

图 3-3 储氧面罩及示意图

表 3-2 储氧面罩流量与 FiO_2 的关系

吸氧装置	储氧部分容量/ml	氧流量（L/min）	氧浓度/%
储氧气囊面罩	600~1000		
部分重复吸入		5~7	35~75
		6	40~50
		10~15	>60
非重复吸入		5~10	40~100
		6	60
		7	70
		8	80
		9	>80
		10	>80
		>15	60~75

四、文丘里面罩

文丘里(Venturi)面罩,属于高流速给氧系统,利用机械 Venturi 原理制成,按通气原理,氧气经狭窄的孔道进入面罩时,在喷射气流的周围产生负压,携带一定量的空气从面罩侧面开口处进入面罩(图3-4)。

使用时必须确保氧流量与文丘里装置标记一致,才能保证吸入氧浓度准确,不需要使用湿化瓶。文丘里面罩流量与氧浓度的关系见表3-3。不同吸氧浓度下推荐的氧流量见表3-4。文丘里面罩的优点:①提供较恒定的吸入氧浓度(24%、26%、28%、30%、35%、40%);②呼吸模式变化不会改变吸入的氧浓度;③可湿化氧气;④高流速气体可促使面罩中呼出的二氧化碳排出,基本无二氧化碳的重复吸入;⑤对于鼻黏膜刺激小。

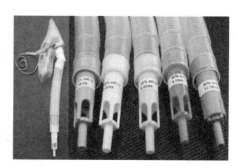

图3-4 文丘里面罩

表3-3 文丘里面罩流量与 FiO_2 的关系

Venturi 活瓣颜色	氧流量(L/min)	氧浓度/%
蓝	2	24
白	4	28
黄	6	35
红	8	40
绿	12	60

表3-4 文丘里面罩建议氧流量设置

氧浓度/%	空气与氧气比例	建议氧流量(L/min)	总流量/L
24	25.0∶1	3	78
28	10.0∶1	6	66
30	8.0∶1	6	54
35	5.0∶1	9	54
40	3.0∶1	12	48
50	1.7∶1	15	43
60	1.0∶1		
70	0.6∶1		
100	0∶1		

五、简易呼吸器

简易呼吸器,又称人工呼吸器或加压给氧气囊,是进行人工通气的简易工具(图3-5)。由面罩、单向阀、呼气阀、压力安全阀、气囊(球体)、吸氧连接管、进气阀、储气阀、储气安全阀、储气袋10个部件组成。常用于确定性人工气道建立前的呼吸支持。其每分钟通气量为每次挤压球囊提供的潮气量与每分钟挤压次数的乘积。挤压力度过大以及频率过快会导致过度通气、呼吸性碱中毒以及胃胀气。如果使用单手面罩加压给氧,操作者每次挤压球囊的时间需要大于1 s。如果患者没有呼吸但存在脉搏,单手挤压球囊10~12次/min。如果存在自主呼吸,挤压球囊频率应该与患者的吸气努力保持同步。

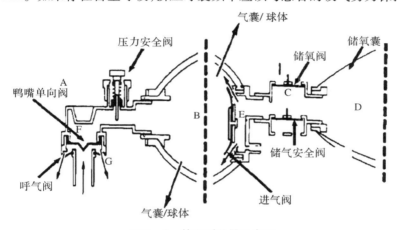

图3-5　简易呼吸器示意图

六、口咽通气道

口咽通气道,又称口咽导气管,是一种由弹性橡胶或塑料制成的硬质扁管型人工气道,呈弯曲状,其弯曲度与舌、软腭相似,易于插入,近年来被广泛应用于临床及院前急救。适应证:①呼吸道梗阻的患者;②口、咽、喉等气道分泌物增多时,便于吸引;③癫痫发作或抽搐时,保护舌齿免受损伤;④同时有气管插管时,充当牙垫作用,防止气管插管被咬。

目前有4种系统、2种类型:柔软的口咽通气管(规格:55~115 mm);口对口急救口咽通气管(规格:成人80~105 mm);半硬式口咽通气管(规格:40~110 mm);双通道半硬式口咽通气管(规格:40~100 mm)。两种类型即橡胶型和塑料型。橡胶型为黑色柔软,中央有腔,具有方便吸痰和改善通气的功能;塑料型为白色半硬,中央无腔,两侧有小腔,能改善通气功能,但吸痰不便(图3-6)。适宜的口咽通气道规格可根据患者头颈部解剖长度估算:口咽通气管长度相当于从门齿至耳垂或下颌角的距离,宽度以能接触上颌和下颌的2~3颗牙齿为最佳。遵循"宁大勿小,宁长勿短"的原则,太小容易误入气管,太短不能够经过舌,起不到开放呼吸道的作用。

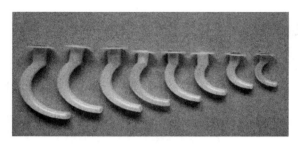

图 3-6　各种型号的口咽通气管

七、鼻咽通气道

　　鼻咽通气道,也称为鼻咽通气管,用于解除上呼吸道梗阻,保持气道通畅(图3-7)。适用范围同口咽通气道,但刺激小,恶心反应轻,容易固定,病人端可有侧口,气路端加粗,可防止滑入鼻腔。适应证:①昏迷患者舌根后坠造成的不完全呼吸道梗阻病人;②呼吸困难通过鼻咽管进行氧气吸入者,如睡眠呼吸阻塞性呼吸暂停患者发病时;③咳痰无力,需经上呼吸道进行吸引者;④牙关紧闭不能经口吸痰者等。

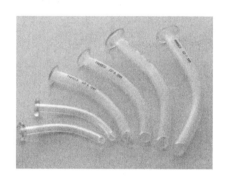

图 3-7　鼻咽通气道

　　选择合适的鼻咽通气管,长度为鼻外孔至下颌角的距离。同样遵循"宁长勿短,宁大勿小"原则。注意置管时切忌暴力,如果用中等力量不能置入,应更换较细的通气管,并且需用棉棒扩张鼻道,一侧不行可以换另一鼻孔。

八、喉罩

　　喉罩在气道管理中具有重要作用,也是紧急气道的辅助设备。喉罩是一根带有杯状气囊的导管,与舌后面的咽部相匹配。当面罩辅助通气不能有效进行时,如果无声门周围异常,则可以使用喉罩进行肺通气。在进行纤维支气管镜检查时可以使用喉罩作为气管插管导管,也可以作为气管插管失败的挽救性措施。与直接喉镜相比,喉罩对气道引起的刺激(如恶心、喉痉挛或交感神经刺激)较温和,因此使用喉罩时所需要的镇静剂较少。无论是婴幼儿还是成人,喉罩都可以实现有效通气,但不能进行确切的气道保护。

放置步骤:①头部伸展,颈部屈曲,给予润滑后将喉罩平面朝向前,小心将喉罩尖端紧贴硬腭插入;②执笔式固定导管,用食指沿硬腭和软腭向头侧方向压住喉罩;③用食指保持对喉罩向头侧的压力,送入面罩至下咽基底部直至感到明显阻力;④用手固定住导管充气,松开手指使喉罩自行封闭(图3-8)。

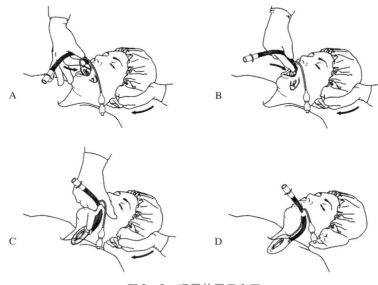

图3-8　喉罩放置示意图

放置喉罩常见失败原因包括喉罩气囊在口咽部折叠,以及喉罩尖端使会厌遮盖喉部。放置喉罩时保持套囊紧贴硬腭并选用合适型号便能解决上述问题。但需注意喉罩不能防止胃内容物的误吸,也不适用于长期机械通气。

九、气管插管导管

气管插管,是将一特制的气管内导管,通过口腔或鼻腔,经声门置入气管的一项急救技术。能通气供氧、呼吸道吸引、防止误吸、保持呼吸道通畅,进行有效的辅助呼吸(图3-9)。

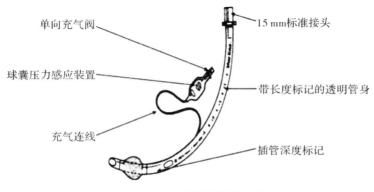

单向充气阀　　　　　15 mm标准接头

球囊压力感应装置　　　带长度标记的透明管身

充气连线

插管深度标记

图3-9　气管插管导管示意图

适应证:①患者自主呼吸突然停止或呼吸微弱、意识障碍、血流动力学不稳定,需紧急建立人工气道,机械通气和治疗;②机体的通气和氧供的需要不能满足、严重酸中毒、严重呼吸肌疲劳;③不能自主清除上呼吸道分泌物、胃内容物返流或出血随时有误吸风险者;④存在有上呼吸道损伤、狭窄、阻塞、气管食管瘘等影响正常通气者;⑤急性呼吸衰竭、不能满足机体通气和氧供的需要;⑥中枢性或周围性呼吸衰竭,需要机械通气的患者;⑦麻醉手术无绝对禁忌证。

气管插管导管有两种标号:插管内径(ID)标号,每号相差 0.5 mm;法制(F)标号, F 号 = 插管外径(OD)×3.14。两种标号间的换算:F 号 = ID 号×4 +2。

气管插管的长度和口径应根据插管途径、患者年龄、性别和身材等因素进行选择。一般成人插管长度以稍长于唇至环状软骨水平或稍下处(相当于气管中段)的长度为佳。成年男性多用内径为 7.5 ~ 8.0 mm 的气管插管,插管深度一般为 22 ~ 24 cm;成年女性多用内径为 7.0 ~ 7.5 mm 的气管插管,插管深度一般为 21 ~ 23 cm。对于儿童,合适的气管插管导管的大小可以用公式计算:导管的大小 = 年龄/4 +4,而气管导管的外径大小与儿童的小指末端指节宽度相似,也可以根据儿童的体重或年龄来估计(表 3 - 5)。

表 3 - 5　各年龄段气管插管导管常用型号及参数

年龄/岁	体重/kg	气管导管 内径 ID/mm	经口长度 端唇距离/cm	经鼻长/cm
—	≤1.0	2.5	6	8
—	1 ~ 2.0	2.5 ~ 3.0	7	9
—	2 ~ 3.0	3.0 ~ 3.5	8	10
—	>3.0	3.5 ~ 4.0	9	10
≤0.5	—	3.5 ~ 4.0	10	11
0.5 ~ 1	—	4.0	12	14
1 ~ 3	—	4.5	14	16
3 ~ 6	—	5.0 ~ 5.5	15 ~ 16	18
6 ~ 12	—	6.0 ~ 6.5	17 ~ 18	20
>12	—	6.5 ~ 7.0	20	22

十、气管切开套管

气管切开,是一种切开颈段气管,放入气管套囊的创伤性通气技术。是解除喉源性呼吸困难、呼吸机能失常或下呼吸道分泌物潴留所致呼吸困难的一种常见手术。常见的气管切开套管包括:

（一）带气囊气管套管

套管末端有一个柔软气囊,充气时可以起到封闭气道的作用。适用于需要正压通气或者需要气道保护避免吸入更多口鼻分泌物的患者(图3-10)。按照气囊特点不同分为低容高压气囊、高容低压气囊及等压气囊等。目前普遍使用高容低压气囊,以减轻对气道的压迫。

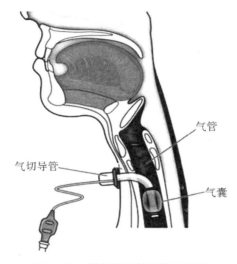

气管

气切导管

气囊

图3-10　带气囊气管套管示意图

（二）不带气囊气管套管

临床使用的无气囊气管套管一般为钛合金或塑料制成(图3-11)。适用范围为长期带管不需机械通气,有效咳嗽和有正常呕吐反射、分泌物稀薄或较多的患者,还可用于试拔管期间的过渡,急症患者使用少。

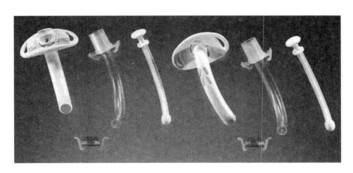

图3-11　不带气囊气管套管

（三）特殊功能气管套管

1. 声门下吸引气管套管(图3-12)　重症患者可使用这种套管来预防呼吸机相关性肺炎。对于延髓麻痹不能有效清除套管上方累积分泌物的患者也可使用。

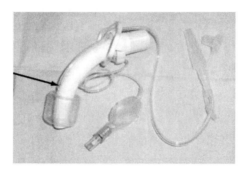

图 3-12 声门下吸引气管套管

2. 可调节式气管套管(图 3-13)　此类导管可根据患者颈部粗细调节固定翼,以达到气管切开处颈部皮肤和固定翼之间距离适当的目的。适用于颈部皮肤与气管距离较大或者气道软化等气道解剖形态异常者,如肥胖、烧伤患者。

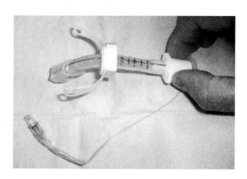

图 3-13 可调节式气管套管

3. 延长型气管套管(图 3-14)　主体材质为聚乙烯硅胶管,内置螺纹金属内芯,内径 8 mm,气管插管总长度 16 cm。这种气管套管较普通气管套管质地软,外部有 8 cm 的延长管路且内含金属弹簧,使其活动度加强,从而加强了管路的缓冲作用。研究报道对于长期留置气管套管导致套管下端肉芽组织增生的患者,应用此种套管可缓解气道梗阻,保持气道通畅。

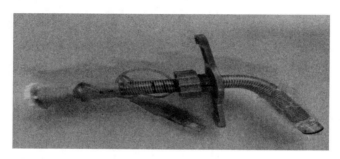

图 3-14 延长型气管套管

4.双气囊结构及等压气囊气管套管　双气囊在使用过程中,交替充放,避免单一气囊对气管长时间压迫引起水肿、坏死等情况发生。等压气囊是基于"最小压力封闭"的理念,气囊内压力等于大气压,气囊口为向内单向活瓣,能随外界大气压而自动充盈,对气管壁可达到最小压力,故对气管壁的压迫损伤较小。

5.有孔气管套管(图3-15)　与普通气管套管相似,只是在套管上方增加了开口,可以让空气通过患者和口鼻咽及套管流动。这样的气体流动可以帮助患者说话产生声音以及辅助患者有效咳嗽,但同时增加了患者口鼻分泌物进入肺内的风险。试拔管的患者可以使用,但正压通气的患者不可以使用此类套管。

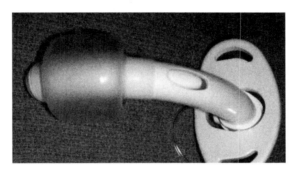

图3-15　有孔气管套管

(郭文敏)

▶ 参考文献 ◀

[1]陈梅.一次性气切套管种类及更换方法的研究进展[J].当代护士,中旬刊,2020,27(10):
　　1-3.

[2]郭珏,田俊,何鹏飞,等.气管套管的类型选择及辅助装置的应用现状[J].护士进修杂志,
　　2017,32(20):1847-1850.

[3]OKUNO K, ONO MINAGI H, IKAI K, et al. The efficacy of nasal airway stent (Nastent) on
　　obstructive sleep apnoea and prediction of treatment outcomes[J]. Oral Rehabil, 2019, 46(1):
　　51-57.

[4]GAMZE KUCUKOSMAN, BENGU GULHAN AYDIN. Are there predictive tests that determine
　　the difficulty in Laryngeal Mask Airway Insertion? [J]. Pak Med Assoc, 2021, 71(2(A)):
　　434-439.

[5]RAMI A. AHMED, TANNA J. BOYER. Endotracheal Tube. In: StatPearls. Treasure Island
　　(FL): StatPearls Publishing, 2022.

［6］American Association for Respiratory Care. AARC Clinical Practice Guidelines：Endotracheal suctioning of mechanically ventilated patients with artificial airways 2010［J］. Respir Care，2010，55(6)：758 – 764.

［7］CONSTANCE C MUSSA，DINA GOMAA，DANIEL D ROWLEY. AARC Clinical Practice Guideline：Management of Adult Patients with Tracheostomy in the Acute Care Setting. Respiratory ［J］. Care January 2021，66(1)156 – 169.

第四章

人工气道雾化及湿化工具

气道雾化是将治疗药物通过气溶胶的形式输送到呼吸道及肺部的一种治疗方法。雾化药物可直接沉积作用于病灶部位，使局部达到较高的药物浓度，不仅可以稀释痰液，还可以解除支气管痉挛，改善通气功能。与其他给药方式相比，具有用药量少、见效快、全身不良反应小等优点。由于人工气道置入，患者不能主动排痰，为稀释痰液、防止痰痂形成堵塞气道、维持气管纤毛功能等，推荐进行常规气道雾化管理。同时对于存在肺部感染、ARDS 等疾病的患者，也可通过雾化方式给予抗生素及激素等治疗用药。

气道湿化技术是指应用人工方法将溶液或水分加热分散成极细微粒，以增加吸入气体中的温湿度，使呼吸道和肺部吸入含足够水分的气体。人工气道建立后上呼吸道完全丧失对气体的加温、湿化、过滤作用，防御功能减弱。长时间吸入干燥的医用气体使气道水分大量丢失，导致气道分泌物黏稠，造成患者呼吸负荷加重，提高了细菌在气道内的繁殖机会，易引起肺部感染、肺不张、气道梗阻等并发症，严重时可危及患者生命，所以建立人工气道后必须进行充分湿化。美国呼吸治疗协会及中华医学会呼吸重症分会明确提出，在有创通气下无论何种湿化，都要求进入气道内的气体达到等温饱和界面，即温度达到37℃、绝对湿度达到44 mg/L、相对湿度达到100%的水平，来保持气道黏液 – 纤毛系统的正常生理功能和防御功能，避免相关并发症的发生。所以，选择合适的湿化装置，进行有效的湿化是气道湿化管理，尤其是人工气道湿化管理中非常重要的环节。

本章将对 ICU 中常见的雾化、湿化设备及雾化用药进行详细介绍。

第一节　气道雾化设备

目前临床上常用的雾化器以小容量喷雾器（small volume nebulizer，SVN）为主，主要包括喷射雾化器、超声雾化器、振动筛孔雾化器三种。喷射雾化器是气体驱动，超声雾化器和振动筛孔雾化器是电力驱动，不同雾化器将药物转变为气溶胶的工作原理各不相同，产生的气溶胶颗粒大小的均值和范围也有一定区别。不同颗粒大小的气溶胶随着吸入气流进入呼吸道,沉积在气道黏膜的位置也是不同的。临床选择应用时,需要依据患者需求、药物剂量以及目标区域等因素合理选择应用。

一、雾化器种类

(一)喷射雾化器

喷射雾化器(jet nebulizer)也称压缩气体雾化器,是由气体驱动的一种雾化方式,可采用中心供氧设备、灌装氧源,也可采用电动空气压缩泵。喷射雾化器主要由压缩气源、雾化杯、面罩或口含器、连接管四部分组成(图4-1)。喷射雾化器采用文丘里(venturi)原理,利用压缩气源将药液冲撞成气雾微粒进行吸入治疗,储液容量一般小于10 ml,属于小容量雾化器。临床上较为常用的有4种:①附有储雾延长管的小容量喷射雾化器(small volume nebulizer with a reservoir tube);②附有收集袋的喷射雾化器(continuous small volume nebulizer with collection bag);③呼吸增强型喷射雾化器(breath - enhanced nebulizer);④呼吸驱动型喷射雾化器(breath - activated nebulizer)。一般喷射雾化器可在整个呼吸周期提供连续的气溶胶,带有收集袋和延长管的喷射雾化器可以储存一定量的呼气相的气溶胶,以便在吸气相时吸入气道内,但这两种类型的喷射雾化器在整个呼吸周期持续产生的气溶胶中有60%~70%的药物在呼气相排出而被浪费掉。呼吸增强型喷射雾化器使用了单向阀门,可以防止呼气时气溶胶向周围环境散发损失,同时增强患者吸气时气溶胶的吸入。呼吸驱动型喷射雾化器仅仅在吸气时同步启动气溶胶产生,减少了呼气时药液的损失,但是这类雾化器有吸气同步的调控装置(吸气触发),吸气能力低的患者,如儿童或严重气流受限的患者有可能无法通过吸气启动气溶胶输出。

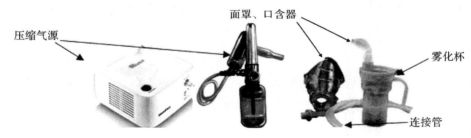

图4-1 喷射雾化器组成

引自:王辰,陈荣昌.雾化吸入疗法[M].北京:人民卫生出版社,2020:10.

喷射雾化器是根据文丘里原理,利用压缩气源提供的高压气体在喷嘴处加速喷出时产生负压,通过虹吸作用将储药槽里的药液经过吸水管引至喷嘴处与高速气流混合,共同撞击隔板,产生大小不等的气溶胶颗粒。通常在气溶胶输出通路上设计有转弯和隔片结构,可以截留较大的药物颗粒返回到储药池内,细小的雾化药物微粒则随气流输出(图4-2)。通常情况下,气源压力越低、气流越低,喷射雾化器产生的气溶胶颗粒直径就越大;气源压力越高、气流越大,喷射雾化器产生的气溶胶颗粒直径就越小,释雾量就越大,但超出标准的高压有可能导致连接管脱落或雾化器破裂。另外,喷射口及吸水管因管径较小容易堵塞,影响释雾量,所以需要注意观察及清洗雾化器。

氧气驱动雾化气体流量可调节,电动空气压缩泵输出的气体压力和流量较恒定。临床上采用哪种气源输送主要取决于患者疾病治疗情况而非药物输送效率本身的因素(表4-1)。

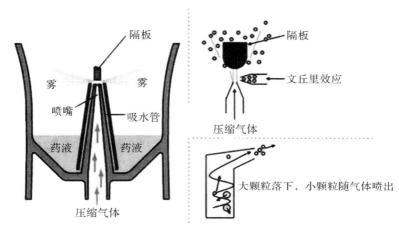

图 4-2 喷射雾化装置工作原理

引自:王辰,陈荣昌.雾化吸入疗法[M].北京:人民卫生出版社,2020:10.

表 4-1 不同气源雾化吸入治疗情况对照表

	空气压缩泵雾化吸入	氧气驱动雾化吸入
气体来源	空气	氧气
设备器材	空气压缩泵	中心氧源、罐装氧
工作原理	利用电能将空气压缩,压缩空气作用于药液,使药液表面的张力破坏形成细微雾粒	利用高速氧气气流作用于药液,将药液雾化成气雾微粒
雾量大小	恒定	可调节
优点及不足	可用于 AECOPD 患者,防止 CO_2 潴留,但噪音较大	可改善低氧血症患者缺氧症状,但可能导致 AECOPD 患者 CO_2 潴留,加重呼吸困难

喷射雾化器如采用气泵产生气流时,其流量相对恒定,一般无须调节。如采用压缩氧气作为驱动力,则气体流量一般调到 6～8 L/min 较为适宜,且气流速度调节应由慢到快,雾化量由小到大至有明显的气雾输出,流量过小时,雾量小,影响药物的吸入。在吸入治疗过程中,需密切观察患者的呼吸、血氧饱和度、脉搏和一般状态的变化。对缺氧患者可

在吸入过程中给予氧气吸入,提高吸入氧浓度。如吸入过程中患者出现胸闷、气短、呼吸困难等不良反应,则应暂停吸入治疗,并分析原因对症处理。在以氧气作为气源进行治疗时,需根据患者情况个体化对待,调节患者吸入氧浓度。对于没有明显 CO_2 潴留的患者,氧气驱动的雾化吸入治疗不会带来氧浓度增高相关的不良反应。对于部分哮喘患者,氧气驱动雾化吸入 β_2 受体激动剂,对通气/灌注(V/Q)比值改变导致的低氧血症有预防作用。对于有严重 CO_2 潴留的慢性阻塞性肺疾病患者,由于其呼吸兴奋主要依赖于低氧刺激呼吸中枢,过高的吸入氧浓度使低氧对呼吸中枢的刺激减弱,可引起自主呼吸抑制和 CO_2 潴留加重,因此需要引起警惕。

喷射雾化器的主要优点:①能雾化多种药物,药物颗粒大小选择性强,提供的药粒直径适宜且大小均匀;②雾化容积小,用药量少,药物浓度高;③较少需要患者呼吸协调动作,患者耐受性好;④无须氟利昂作为助推剂;⑤不增加气道阻力;⑥部件容易清洗消毒;⑦操作简单,机器寿命长。其临床应用最为广泛,常用于急症雾化,也可用于家庭雾化,对不易掌握定量气雾吸入等特殊吸入方式的患者尤为重要。喷射雾化器的主要缺点是:①雾化时间长,费用较昂贵,有动力要求且携带不方便;②雾化器易污染而导致交叉感染;③气雾大部分排到空气中造成药物浪费等。

(二)超声雾化器

超声雾化器(ultrasonic nebulizer)是一种将电能转化为超声波声能,利用超声波的振动引起液体压力变化,形成雾化颗粒的方法。超声雾化器由超声波发生器、雾化缸、雾化装置(雾化器主件、面罩或口含器、连接管)三部分组成(图4-3)。

超声波发生器产生的高频电流经过安装在雾化缸里的超声换能器转换为相同频率的声波,通过雾化缸底部的超声薄膜,超声波直接作用于雾化缸中的液体。当超声波从缸底经传导到达药液表面时,液-气界面即药液表面与空气交界处,在受到垂直于分界面的超声波的作用后(即能量作用),使药液表面形成张力波,当表面张力波能量达到一定值时,液体雾粒会克服表面张力的作用而飞出。医用超声雾化器将药液分裂成微粒后,再由送风装置产生的气流将雾粒送出,形成药雾,药雾经送雾管输送给患者(图4-4)。超声雾化器释出的药物颗粒直径大小与超声频率呈负相关,频率越高,颗粒越小。释雾量则与超声波振幅(功率)呈正相关,强度越大,释雾量越大。

超声雾化器的使用步骤:①将超声雾化器主机与各部件连接;②在水槽内加入冷蒸馏水或灭菌用水至浮标浮起,液面高度约3 cm,要求浸没雾化缸底部的透声膜(治疗过程中注意槽内水位,水位变浅时及时添加);③将药液加入雾化缸内,检查无漏水后将雾化缸放入水槽内,盖紧水槽盖;④患者取合适体位,接通电源,预热3 min后打开雾化机开关,见指示灯亮且有气雾溢出后,按需调节雾量;⑤雾化吸入时间依据所需药物剂量而定,一般快速雾化(药量3 ml/min)需4~5 min,缓慢雾化(药量1 ml/min)需7~8 min,一次治疗吸入药液一般为 10 ml;⑥雾化吸入后,取下面罩,擦干面部。一般而言,超声雾化器的释雾量高于喷射雾化器,一般为 1~2 L/min,故常用于需要输出雾量大的诊疗工作。超声雾化器剧烈振荡可使雾化容器内的药液加温,可能影响药物的稳定性。此外,不同液体的物理特性(如水溶性和脂溶性)不同,对于这些液体的混合物(如糖皮质激素与水的混悬液),其输出的气雾中水分和药物的比例会发生变化,表现为药雾浓度较低,而残留在储液槽中的药液浓度较高,影响治疗效果。

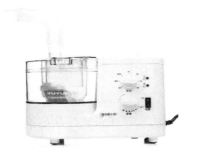
图 4-3　超声波雾化器

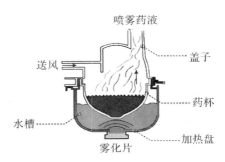
图 4-4　超声波雾化器工作原理

引自:王辰,陈荣昌.雾化吸入疗法[M].北京:人民卫生出版社,2020:13.

(三) 振动筛孔雾化器

振动筛孔雾化器(vibrating mesh nebulizer)是以电流作为动力,振动液体穿过细小的筛孔产生气溶胶。根据其内部结构差异,可分为主动型振动筛孔雾化器(active vibrating mesh nebulizer)和被动型振动筛孔雾化器(passive vibrating mesh nebulizer)。

主动型振动筛孔雾化器由一个有 1 000~4 000 个筛孔的圆形板和围绕着筛孔板的压电陶瓷片组成。其原理是通过电力驱动压电陶瓷片以高频率振动,进而带动微孔板振动,使微孔板在约 1 μm 范围内上下移动,这种振动的能量使药液通过筛孔溢出形成雾化颗粒,产生的气雾通过管道输出。

被动型振动筛孔雾化器结合了超声雾化的特点,将压电换能器与超声振动片连接,超声振动片因为药物的阻隔与筛孔板分离。超声振动膜剧烈振动,使药液通过固定直径的细小筛孔挤出,形成细小雾化颗粒释出。

振动筛孔雾化器产生的颗粒大小取决于筛孔的直径,雾粒直径稳定,筛孔越小,颗粒越小。该装置减少了超声波振动液体产热的影响,对吸入药物的影响较小,是目前雾化效率最高的雾化器。具有输出雾粒比较均匀、噪声小、小巧轻便、携带方便、可调节输出雾量及可使用直流电驱动等优点,适用场所更广,包括家庭使用。此外,振动筛孔雾化器的残留药量为 0.1~0.5 ml,远远低于其他各型雾化器 0.8~1.5 ml 的残留药量。对混悬液进行雾化吸入治疗时,混悬液中的药物颗粒有可能导致微孔筛网堵塞,影响治疗效果,因此振动筛孔雾化器每次使用后需及时清洗,以防阻塞。

二、雾化器的选择

喷射雾化器结构简单、经久耐用，目前临床应用最为广泛。喷射雾化器形成的雾化颗粒直径多在 2~4 μm，主要沉积于下呼吸道和肺部，雾化颗粒在肺内的沉降率为 10%。

超声雾化产生的雾粒分子较大，颗粒直径多在 3.7~10.5 μm，药物吸入后大部分沉积于鼻、咽腔等上呼吸道，下呼吸道药物沉积少，气雾微粒在肺内的沉降率为 2%~12%，不能有效治疗小气道及肺部疾病。超声雾化器产生的气溶胶密度较大，吸入后呼吸道内氧分压相对偏低，不适用于哮喘等喘息性疾病的雾化吸入治疗；超声雾化器用于混悬液雾化吸入时可能导致药液浓缩，影响雾化效果，故不推荐用于混悬液的雾化吸入治疗；另外超声波可能使有些药物失活，而不能适用。因此，目前临床已较少使用超声雾化器。

振动筛孔雾化器小巧轻便，可随时调整雾化吸入药物剂量，在临床也较为常用。它是目前雾化效率最高的雾化器，且残留药量较少，尤其适用于一些贵重药品的给药。振动筛孔雾化器产生的雾化颗粒直径多在 3~5 μm，主要沉积于下呼吸道和肺部，雾化颗粒在肺内的沉降率可达 30% 以上。

机械通气的患者进行雾化治疗时，因气管插管、机械通气等因素可影响气溶胶颗粒进入下呼吸道，如欲达到相同的疗效，建议适当增加药量及频次。在雾化吸入装置的选择上，振动筛孔雾化器的储药罐可位于呼吸管路上方，且与之相对隔绝，降低了雾化吸入装置被污染的可能性，并且可以在雾化过程中随时增加药物剂量，对于无雾化功能的呼吸机，建议选择振动筛孔雾化器，并将雾化器置于吸气支管路 Y 形管处。

第二节　气道雾化药物

药物经雾化吸入后可产生局部及全身作用，理想的雾化吸入药物主要作用于肺部和气道，全身副作用少，在理化特性上具有"两短一长"的特点，即在气道黏膜表面停留时间短、血浆半衰期短及局部组织滞留时间长。临床常用的雾化吸入药物主要有吸入性糖皮质激素、支气管舒张剂、抗菌药物、祛痰药等。

一、吸入型糖皮质激素

吸入型糖皮质激素（inhaled corticosteroid，ICS）是目前最强的气道局部抗炎药物，它通过对炎症反应所必需的细胞和分子产生影响而发挥抗炎作用。糖皮质激素（glucocorticoids，GS）对炎症介质、炎症细胞和炎症反应有多途径的抑制作用，一方面使炎症介质与细胞因子的合成减少，另一方面可诱导抗炎性蛋白质合成增加。目前国内已上市的雾化 ICS 有布地奈德（budesonide，BUD）、丙酸倍氯米松（beclometasone dipropionate，BDP）和丙酸氟替卡松（fluticasone dipropionate，FP）三种。

(一)布地奈德(BUD)

雾化吸入激素中,布地奈德混悬液在国内最早上市(1999年),是第二代吸入型不含卤素的糖皮质激素,也是目前唯一被美国食品药品监督管理局(food and drug administration,FDA)认定为妊娠安全分级为B类的糖皮质激素(包括鼻用和吸入制剂)。其受体亲和性好,起效相对较快,抗炎作用强,目前临床应用最为广泛。

布地奈德在保留较高亲脂性的同时,具有适当的亲水性,使之在数分钟内即可迅速溶解并通过气道上皮表面的黏液层,快速发挥局部抗炎作用(0.5～1 h内),适合与短效 β_2 受体激动剂(short - acting beta2 - agonist,SABA)联合应用治疗急性发作期的支气管哮喘。布地奈德由于C21位羟基的存在,可在气道组织中与脂类物质可逆性结合,形成长链脂肪酸复合物贮存在胞质中,称为脂质结合(lipid conjugation),又称酯化作用,使其肺部滞留时间延长(半衰期长,约为18.4 h),还增强了ICS的肺部与系统作用的比值,使抗炎效果更具有肺部特异性。布地奈德主要在肝组织内代谢灭活,由P450(CYP3A4)催化,还原为 16α - 羟泼尼松龙与 6β - 羟布地奈德。这两种代谢物几乎无活性,全身消除也较快,肝脏首过代谢率为90%,清除速率达84 L/h,接近肝脏的血流量(90 L/h)。吸入用布地奈德混悬液有0.5 mg/2 ml和1.0 mg/2 ml两个规格,也是FDA唯一批准可用于4岁以下儿童的吸入激素。

(二)丙酸倍氯米松(beclometasone dipropionate,BDP)

BDP是人工合成的第一代局部用糖皮质激素类药物,但其雾化剂型上市较晚。BDP本身抗炎活性相对较弱,水溶性较低,导致其在支气管黏膜的黏液层透过时间比较缓慢,因而较少用于急性期局部抗炎。

(三)ICS安全性和有效性评价

雾化吸入ICS的不良反应发生率低,安全性好,起效快。雾化吸入过程中要防止药物进入眼睛,使用面罩雾化时,在雾化前不能涂抹油性面膏,雾化后立即清洗脸部,以减少经皮肤吸收的药量。此外,在采用喷射雾化时,应尽可能使用口含器吸入(年幼者可使用面罩吸入器),如使用面罩则密闭式面罩优于开放式面罩,远离面部的开放式面罩会减少吸入肺内的药雾微粒量。

二、支气管舒张剂

支气管舒张剂是能够松弛支气管平滑肌、扩张支气管、减轻气道阻力并缓解气流受限的一类药物。支气管舒张剂主要包括选择性 β_2 肾上腺素受体激动剂和非选择性抗胆碱药物,根据起效和持续时间的不同可分为短效和长效,目前国内雾化吸入用支气管舒张剂均为短效。短效 β_2 受体激动剂与ICS具有协同作用,是解除支气管痉挛、治疗急性喘息的主要药物。短效抗胆碱药物主要作用于大气道而非小气道,与 β_2 肾上腺素受体激动剂相比支气管扩张作用较弱,起效较慢,但持续时间更长久。支气管舒张剂首选短效 β_2 肾上腺素受体激动剂,必要时联合短效抗胆碱药物雾化吸入。

支气管舒张剂药物品种较多,短效 β_2 肾上腺素受体激动剂代表性药物有沙丁胺醇(salbutamol)、特布他林(terbutaline),短效抗胆碱代表性药物有异丙托溴铵(ipratropium bromide)。

(一)沙丁胺醇

沙丁胺醇吸入后数分钟起效,作用维持时间较短,作用最强时间在 1~1.5 h,作用持续时间为 3~4 h。吸入用硫酸沙丁胺醇溶液规格有 2.5 mg/2.5 ml、5.0 mg/2.5 ml 和 100 mg/20 ml。成人:用注射用生理盐水将 0.5~1.0 ml 本品(含 2.5~5.0 mg 沙丁胺醇)稀释至 2~4 ml,置于雾化器中雾化吸入治疗;12 岁以下儿童:最小起始剂量为 0.5 ml 雾化溶液(含 2.5 mg 沙丁胺醇),用注射用生理盐水稀释至 2.0~2.5 ml;年长儿童根据病情需要可增加至每次用 5.0 mg 的沙丁胺醇,4 次/d。

(二)特布他林

吸入后数分钟起效,作用维持时间相对沙丁胺醇较长,作用最强时间约在 1 h,作用持续时间为 4~6 h。硫酸特布他林雾化液规格为 5.0 mg/2 ml,成人及 20 kg 以上儿童推荐剂量为 5.0 mg,可给药 3 次/d;20 kg 以下儿童推荐 2.5 mg,最多 4 次/d。心率快或合并心血管疾病的患者应首选特布他林。

(三)异丙托溴铵

异丙托溴铵(ipratropium bromide)是常用的短效抗胆碱吸入药物,为非选择性胆碱 M 受体拮抗剂,可同时阻断 M1、M2 和 M3 受体。异丙托溴铵的起效时间较短效 β_2 肾上腺素受体激动剂慢,吸入后 15~30 min 起效,支气管舒张效应到达峰值时间为 1~1.5 h,维持 4~6 h。吸入用异丙托溴铵溶液规格为 0.25 mg/2 ml 和 0.5 mg/2 ml,临床上治疗急性喘息一般不单一使用,多与短效 β_2 肾上腺素受体激动剂联合雾化吸入,用于中、重度急性喘息发作时的治疗。

三、祛痰药物

气道黏液是呼吸系统防御屏障的重要组成部分,起着加温、湿润、保护气道的作用。正常气道黏液成分为 97% 的水和 3% 的固态物质(包括黏蛋白、脂质、无机盐、细胞碎片等),其中重要成分是黏蛋白。正常情况下,黏液在气流和纤毛的作用下从下呼吸道转移到咽部。多种急慢性气道炎症性疾病,如慢性阻塞性肺疾病、支气管哮喘、肺囊性纤维化等可引起纤毛运动能力降低,气道黏蛋白分泌增加,导致患者痰液增多、不易排出。合理地处理气道黏液高分泌的途径有多种,除了非药物祛痰技术之外,药物祛痰治疗已成为治疗慢性气道炎症性疾病的主要手段。

（一）N－乙酰半胱氨酸（N－acetylcysteine）

N－乙酰半胱氨酸（NAC）是较早应用于临床的一类祛痰药，属黏液溶解剂，可降低痰液的黏稠度，使痰液容易被咳出，对黏稠的脓性及非脓性痰液均有良好效果。目前上市的乙酰半胱氨酸有口服片剂、静脉针剂和雾化吸入剂，主要用于痰液黏稠的呼吸系统疾病，如急性支气管炎、慢性支气管炎急性发作、支气管扩张症等。其不良反应轻微，偶尔发生恶心和呕吐，极少数会出现皮疹和支气管痉挛等过敏反应。患有支气管哮喘的患者在治疗期间应密切观察病情，如有支气管痉挛发生应立即终止治疗。需要注意的是，乙酰半胱氨酸吸入剂不宜与金属、橡皮、氧化剂等长时间接触。

（二）氨溴索（ambroxol）

氨溴索又称溴环乙醇胺，是广泛应用于临床的促黏液溶解、促排出药。临床上多通过静脉注射给药，安全性较高，可用于儿童肺部感染及新生儿急性呼吸窘迫综合征的化痰治疗。在雾化应用方面，中华医学会重症医学分会发布的《机械通气患者雾化治疗指南》已经明确提出不建议氨溴索注射剂型用于雾化吸入，虽然氨溴索在局部用药的效果显著，但其注射剂型的辅料存在诱发气道痉挛的风险。2019年我国已批准吸入型氨溴索上市，在临床实践中需区别两种剂型的使用。

四、抗菌药物上市

国外已上市的雾化吸入治疗用的抗菌药物仅有几种，我国仅有部分厂家的注射用两性霉素 B 被批准用于雾化吸入治疗严重的系统性真菌感染。抗菌药物的雾化吸入剂型尚未在国内上市，临床将抗菌药物注射剂型用作雾化吸入，其疗效及安全性缺乏充分的循证医学证据，因此不推荐将非雾化吸入剂型的抗菌药物作为雾化药物使用。

第三节　气道湿化设备

目前临床上常用的湿化设备有加热湿化器（heated humidifier，HH）、热湿交换器（heat and moisture exchangers，HME）、雾化加湿器以及文丘里空氧混合阀装置联合湿化器。

一、加热湿化器

加热湿化器（heated humidifier，HH）是将湿化罐内的湿化液加热，产生水蒸气，与吸入气体进行混合，主动地对吸入气体进行加温、加湿。可用于通气高于 10 L/min，有 HME 禁忌证的患者以及人工气道建立患者脱机和自主呼吸实验期间。加热湿化器主要分为伺服型（如 Fisher MR730、850）（图 4－5）和非伺服型（如 Fisher MR410、810）（图 4－6）。伺服型加热湿化器采用双加温的加热湿化方式，呼吸机管路里有加热导丝和温度探头，能进行自动的温度调节,有动态的温度显示。非伺服型加热湿化器是通过设置底座上的加热挡位来调节湿化罐内的水温,从而产生不同温度和湿度的气体,但是呼吸机管路内无加热导丝和温度传感器,需要操作者根据实际情况来调节加热挡位。

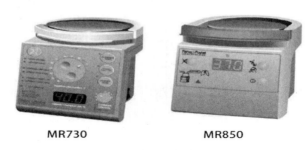

MR730　　　　　　　　MR850

图4-5　伺服型加热湿化器

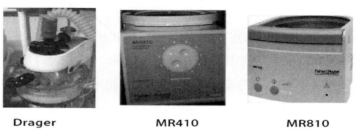

Drager　　　　　　　MR410　　　　　　　MR810

图4-6　非伺服型加热湿化器

二、热湿交换器

热湿交换器(heat and moisture exchangers,HME)(图4-7),由多层吸水和亲水材料制成的细孔网纱构成,原理是将呼出气体中的水分和热量吸收保留,再对吸入气体进行加热、湿化,从而减少呼吸道水分的丢失,使用时连接在气道口处或人工气道与Y形连接头之间。

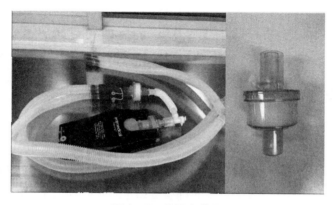

图4-7　热湿交换器

三、雾化加湿器

该部分详见本章第一节。

四、文丘里空氧混合阀装置联合湿化器

文丘里空氧混合阀装置联合湿化器(图4-8)由文丘里空氧混合阀装置(详见第三章"文丘里面罩"部分)、加热湿化器(伺服型)、螺纹管路(含加热导丝)和雾化面罩按照通气顺序连接组成。原理是当一定流量的氧气通过横截面积较小的射流孔后,导致流速迅速增大形成负压,利用大气压差将周围的空气卷入形成高流量的空氧混合气流,通过调节射流孔径的大小可以较为精确地控制氧浓度和气体流量,气体经过加热湿化器(伺服型)后可以进行均匀的加热、湿化。

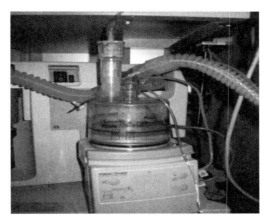

图4-8　文丘里空氧混合阀装置联合湿化器

(刘泰烽　应　淞　陈孝婷)

◢ 参考文献 ◣

[1]中华医学会呼吸病学分会.雾化祛痰临床应用的中国专家共识[J].中华结核和呼吸杂志,2021,44(4):340-348.

[2]中华医学会呼吸病学分会介入呼吸病学学组.中国医师协会内镜医师分会.支气管镜操作围手术期雾化治疗专家共识[J].中华结核和呼吸杂志,2021,44(12):1045-1053.

[3]吴为,黄海燕,李菠,等.成人呼吸机雾化吸入疗法护理实践标准研究[J].循证护理,2021,7(15):2101-2104.

[4]中华医学会临床药学分会.雾化吸入疗法合理用药专家共识[J].医药导报,2019,38(2):135-146.

[5]王静,皮红英.两种不同气道湿化方法对气管切开患者影响的 Meta 分析 [J].中华危重病急救医学,2016,28(1):63-69.

[6]刘英,肖涛,张小红,等.国内气管切开术后非机械通气患者气道湿化方法的网状 Meta 分析[J].中国实用护理杂志,2019(29):2304-2309.

[7]周苹,席淑新,耿敬,等.湿热交换器应用于全喉切除患者人工气道管理的研究进展[J].护理学杂志,2015,30(11):110-113.

[8]杨娟,刘怡素,石泽亚.文丘里装置与恒温加热湿化法在气管切开未行机械通气患者中的应用[J].解放军护理杂志,2014,31(18):75-76.

第五章

机械通气呼吸监测技术

第一节 脉搏氧饱和度监测

　　血氧饱和度(SaO_2)是血液中被氧结合的氧合血红蛋白的容量占全部可结合的血红蛋白容量的百分比,即血液中血氧的浓度。监测动脉血氧饱和度可以对肺的氧合和血红蛋白携氧能力进行评估,是呼吸循环的重要生理参数。传统的血氧饱和度测量方法通过先采集血液标本,再利用血气分析仪进行电化学分析,测出血氧分压,进而计算出血氧饱和度。这种方法比较麻烦,且不能进行连续监测,现常采用脉搏氧饱和度监测。

　　脉搏氧饱和度(SpO_2)的测量采用光谱和体积描记原理,应用指套式光电传感器,将血氧探头固定在病人血液循环良好的小动脉血管床,如手指或脚趾上,将其作为盛装血红蛋白的透明容器,发光二极管发射波长分别为 660 nm 的红光和 940 nm 的近红外光作为光源,射入到小动脉床,光接收器测量两种波长的光通过毛细血管网后的光强变化,计算氧合血红蛋白与总的血红蛋白的比值。监护仪屏幕上可显示脉搏氧饱和度、脉率数值及脉搏波形,为临床提供了一种连续无损伤血氧测量仪器,能及早发现缺氧情况和病情变化。

一、脉搏氧饱和度的临床应用范围及意义

　　脉搏氧饱和度连续监测可早期发现低氧血症,从气道管理角度出发,可应用于以下临床情况。

(一)吸痰病人脉搏氧饱和度监测

　　当病人的 SpO_2 逐渐下降2%~3%、听诊肺部可闻及痰鸣音时,应给病人吸痰。吸痰后 15 min 内,SpO_2 恢复正常就不要再过多吸引。吸痰过程中若 SpO_2 下降至 85% 时应暂停吸痰,先给病人吸入高浓度氧或接呼吸机通气,待 SpO_2 回升后再继续吸痰,避免因吸痰时间过长、吸痰过频,加重对呼吸道刺激而影响肺通气,进而导致低氧血症。

（二）气管插管及气管切开病人脉搏氧饱和度监测

SpO_2 监测能及时发现气管插管是否过细、过深、过浅或误入食管、移位、阻塞、脱出、气囊漏气而导致的通气量不足和低氧血症。若气管插管技术不熟练或插入过短，病人躁动使插管移位，易误入食管而导致病人缺氧；若气管插管后，SpO_2 仍不回升，且呼气时无气体或接呼吸机通气后病人腹部隆起，证明气管插管误入食管，应拔出后重新插入。

如果病人气道分泌物过多，经气管插管吸痰不能彻底解决，且气管插管时间过久，SpO_2 难以维持在 90% 以上，应及早进行气管切开术，以确保呼吸道通畅。

气管切开的病人其气管套管外口常覆盖纱布。尤其是病人躁动或给病人翻身叩背，固定不好时容易脱出，且不容易被发现。SpO_2 监测能及时发现吸氧导管是否脱出、气管套管是否松脱等。

（三）术后病人脉搏氧饱和度监测

1. SpO_2 监测有利于及时观察全麻术后苏醒病人自主呼吸的恢复　临床上全麻术后拔除气管插管后，肥胖、气管插管损伤重并伴有呼吸系统疾病的病人，病人苏醒后自主呼吸弱，随时都可能有低氧血症发生。

2. SpO_2 监测帮助判断骨科肢体手术后末端循环和肢体组织氧合情况　因为 SpO_2 有赖于脉搏血流的产生，如果 SpO_2 降低可提示脉搏血流减少，肢体末梢循环发生障碍。四肢骨折后进行 SpO_2 监测，可以及时判断创伤后远端肢体的血供情况，避免固定夹板过紧，导致骨筋膜综合征的发生。

3. SpO_2 监测有利于早期发现手术后并发症　如腹部手术病人术后出现胸闷、痰多、SpO_2 降至 90% 以下，考虑肺部感染，需经积极抗感染、吸痰、提高吸氧浓度等处理，病情可好转。

4. SpO_2 监测辅助观察机体的循环状态　脉搏氧饱和度仪可同时显示脉率和脉搏搏动的波形。当病人的血压下降、脉搏搏动微弱时，脉搏搏动的波形将变得低平或波形不能显示，有利于早期发现血流动力学变化，及时进行处理。

二、脉搏氧饱和度正常值及影响因素

（一）脉搏氧饱和度公式及正常值

脉搏氧饱和度的计算公式为：

$$SpO_2 = HbO_2/(HbO_2 + Hb) \times 100\%$$

在呼吸空气时，脉搏氧饱和度正常值为：成年人 95%～97%；新生儿 91%～94%。通常认为正常值为 95%～100%。一般认为成年人 SpO_2 应不低于 94%，在 94% 以下为供氧不足，有学者把 $SpO_2 < 90\%$ 定为低氧血症的标准（$PaO_2 \approx 60$ mmHg ≈ 7.98 kPa），

$SpO_2 < 85\%$ 定为严重低氧血症($PaO_2 \approx 50$ mmHg ≈ 6.65 kPa)。PaO_2 大于 100 mmHg（1 mmHg ≈ 0.133 kPa）时，因氧离曲线在平坦部，SpO_2 的变化不大，无法推断 PaO_2 的情况。

（二）脉搏氧饱和度和氧分压之间的关系

脉搏氧饱和度和氧分压之间的关系可以通过氧解离曲线（图 5 - 1）表示。常见影响氧解离曲线的因素有 4 个：H^+、二氧化碳分压、2,3 - 二磷酸甘油酸（2,3 - DPG）、温度，影响因素升高曲线右移有利于氧在周围组织释放，影响因素降低则曲线左移不利于氧在周围组织释放。曲线近似"S"形，可分为上、中、下三段。

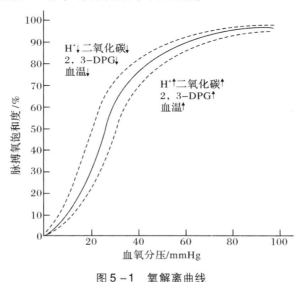

图 5 - 1　氧解离曲线

1. 氧解离曲线的上段，曲线较平坦，相当于 PaO_2 由 100 mmHg 变化到 60 mmHg 时，说明在这段时间 PaO_2 的变化对 SpO_2 影响不大，只要 PaO_2 不低于 60 mmHg，SpO_2 仍能保持在 90% 以上，血液仍有较高的载氧能力，不致发生明显的低氧血症。

2. 氧解离曲线的中段，该段曲线较陡，是 HbO_2 释放 O_2 的部分。PaO_2 在 40 ~ 60 mmHg 范围内稍有下降，SpO_2 下降较大，进而释放大量 O_2，满足机体对 O_2 的需求。

3. 氧解离曲线的下段，相当于 PaO_2 在 15 ~ 40 mmHg，曲线最陡，表示 PaO_2 稍有下降，SpO_2 就可以大大下降，可使 O_2 大量释放，以满足组织的需求。

因此，该曲线代表了 O_2 的贮备。PaO_2 较高处于曲线上段时，血液能携带足够的 O_2，PaO_2 较低处于曲线中、下段时，随着 PaO_2 的降低，血液能释出足够的 O_2 供组织利用。

（三）影响脉搏氧饱和度测定准确性的因素

应用脉搏氧饱和度监测可避免多次采集动脉血对病人造成的痛苦，减轻医务人员的工作量，故被广泛使用。但其易受多种因素干扰，导致测定结果与血气分析检测结果不一致,影响医务人员对疾病的判断。

1. 探头移位　脉搏氧饱和度测定原理是利用血红蛋白吸收光谱的特征,如未对正红光,探头探入过深、过浅或宽松均不能感应血氧饱和度的变化,使脉搏氧饱和度读数偏低或不显示。可调整手指与探头的位置,使红光正对甲床。新型的脉搏氧饱和度仪具有抗噪功能,可以减少探头移动对信号处理的影响。

2. 指尖皮肤冰冷　各种原因如镇静过深、手术麻醉暴露时间长、发热前出现寒战等,可导致指尖皮肤冰冷,指端脉搏氧饱和度读数值偏低或不显示。应注意肢体保暖,保持室温,必要时加盖棉被或用热水袋保暖。

3. 指端皮肤或颜色异常　涂指甲油、指端有污垢、甲床厚、灰指甲等都会影响脉搏氧饱和度的准确,监测时应将指甲清洗干净。皮肤色素较深时,也会影响脉搏氧饱和度仪的准确性。

4. 监测肢体血氧障碍　频繁测血压、躁动患者使用约束带过紧、肢体过度弯曲、长时间固定于同一个手指监测等,均会阻断血流,影响血氧饱和度监测结果。应避免测量血压肢体同时监测脉搏氧饱和度。约束带松紧要适宜,检测时要勤更换手指。此外,在心输出量下降或严重外周血管收缩造成血流灌注减少的情况下,体积描记波形衰减提示血流信号欠佳,SpO_2 测定结果不可靠,此时耳探头优于肢端探头。目前有新的数字化技术可以提高低灌注时 SpO_2 监测的准确性。

5. 血管活性药物的应用　血管活性药物可以导致血管收缩或扩张,影响 SpO_2 监测结果。此外,药物的外渗会导致组织红肿,甚至组织坏死。如发现结果异常,可采集动脉血进行血气分析。

6. 异常血红蛋白血症　脉搏氧饱和度仪只能产生两种波长的光线,因此只能测定两种血红蛋白,即氧合血红蛋白和脱氧血红蛋白。碳氧血红蛋白和高铁血红蛋白能够导致脉搏氧饱和度仪产生严重的错误。碳氧血红蛋白使 SpO_2 读数值偏高,而高铁血红蛋白使 SpO_2 读数值总是接近85%。胎儿血红蛋白不会影响 SpO_2 监测结果。贫血时,SpO_2 在一定程度上低于 SaO_2,Hb 值越低,偏差越大,若 Hb 小于 50 g/L 时则有明显偏差。红细胞增多症对 SpO_2 读数值无影响。

7. 机械因素　探头或导线脱落,或出现机械故障。应及时检查探头和导线、导线和监护仪主机的连接,确保连接紧密,无松动脱落。对机械故障应及时更换监护仪。

8. 患者因素　如危重患者心搏骤停或体外循环心脏停搏期,无脉搏则无法检测。糖尿病、动脉粥样硬化患者因其搏动血流减少,脉搏氧饱和度读数值会出现下降。

9. 测量环境　红外线灯的干扰可导致脉搏氧饱和度监测失灵,周围光线过强也会影响脉搏氧饱和度的监测,解决方法是遮盖氧饱和度仪的探头。

第二节　呼气末二氧化碳监测

呼气末二氧化碳（end - tidal carbon dioxide，$ETCO_2$）监测是一项无创、简便、实时、连续的功能学监测指标，可反映肺通气功能及肺血流，在无明显心肺疾患且 V/Q 比值正常时，还可反映动脉血二氧化碳分压（$PaCO_2$），在临床工作中得到了越来越广泛的使用。

一、呼气末二氧化碳监测的原理

$ETCO_2$ 监测临床上以吸光光度法最为常用，其利用二氧化碳吸收 4.26 μm 波长的红外线这一特点，通过监测红外线衰减强度来计算二氧化碳的浓度。显色法利用二氧化碳遇水形成碳酸的原理，让含水汽的呼出气体经过酸碱指示剂，指示剂变色则提示有二氧化碳，是一种定性检测方法，装置较为简单。

根据仪器的采样方式不同，可分为主流采样法和测流采样法。测流采样法呼出气体经由抽气泵抽取部分样本气体至测量室进行测量。优点在于可用于非密闭气道。缺点在于样本气体输送至测量室的塑料管道容易被水和分泌物阻塞，且设备在采样和报告时间上会有延迟。气体管道的泄漏导致周围空气进入管道污染样本气体也是一个影响因素。主流采样法特点为气流直接经过测量室，检测管路为人工气道的一部分，采样和报告时间上不会发生延迟，检测结果受气道内水汽和分泌物影响较小。缺点在于持续监测仅可用于密闭气道。

二、呼气末二氧化碳显示波形

根据仪器波形显示参数的不同，可分时间 - 二氧化碳分压波形和容积 - 二氧化碳分压波形。

1. 时间 - 二氧化碳分压波形

此波形的纵坐标为二氧化碳分压，横坐标为时间。如图 5 - 2，波形连续，可分为四个时相：1 相波形，在基线，为吸气和无效腔通气时间，为传导性气道中抽取的初始呼出气体；2 相波形为上升支，是无效腔通气和含 CO_2 的肺泡内气体混合呼出时间，CO_2 浓度上升；3 相波形为呼出肺泡气体形成的平台期，肺泡平台期末的 CO_2 浓度被称为 $PetCO_2$；4 相为吸气相，CO_2 浓度下降至 0。

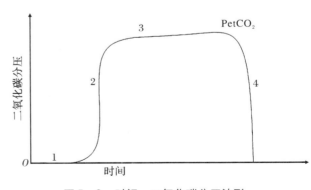

图 5 - 2　时间 - 二氧化碳分压波形

2. 容积－二氧化碳分压波形　如图 5－3,此波形的纵坐标为二氧化碳分压,横坐标为呼出气容积。波形不连续,可分为三个时相:时相 1 为基线,是无效腔通气阶段;时相 2 为上升支,是无效腔通气至肺泡通气阶段;时相 3 为高位水平线,是肺泡气呼出阶段。由于不监测吸气相,没有时相 4。

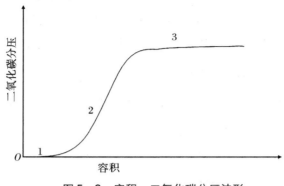

图 5－3　容积－二氧化碳分压波形

三、呼气末二氧化碳监测的临床应用

1. 确定管路位置

(1)确定人工气道定位　完成气管插管以后,使用连续监测的 $ETCO_2$ 可以判断气管插管位置,优于胸部 X 线、胸部听诊。连续观察到 4～6 个以上的稳定波形即可判断气管插管在气道内。若患者短时间内服用了碳酸饮料,或者接受口对口人工呼吸可能将呼出气吹入患者消化道,导致采样前几次通气出现二氧化碳波形或者显色法检测装置出现假阳性。但此情况经数次通气后 $ETCO_2$ 即降至大气水平,使用连续监测装置可进行鉴别。如没有出现 $ETCO_2$ 波形则不能确定气管插管是在食道内还是在气道内,需要采用其他方法确定管路位置。

(2)气管插管患者的转运监测　转运气管插管患者时连续监测 $ETCO_2$,可及时发现气管插管异位或脱出,减少转运的风险。

(3)确定胃管定位　$ETCO_2$ 监测可协助胃管的定位,判断是否误入气道。不论是颜色改变或显示波形,都能准确判断患者胃管的位置。胃管口径小,仅可连接旁流型仪器或显色法检测装置。注意采样口应远离气道以避免呼气干扰。

2. 通气功能评价

(1)低通气状态监测　急性呼吸窘迫综合征患者机械通气时往往采取保护性肺通气策略,小潮气量通气增加了高碳酸血症的风险。动态监测 $ETCO_2$,可以及时发现二氧化碳分压升高,减少动脉血气检查次数。

(2)低通气高危患者监测　对于镇痛镇静、门急诊手术等存在低通气风险的患者,动态监测 $ETCO_2$ 可早于氧饱和度下降发现通气异常。美国麻醉医师协会和英国与爱尔兰麻醉师联合会在 2011 年要求所有的麻醉过程中都必须监测 $ETCO_2$。

（3）气道梗阻判断　对于小气道梗阻导致通气困难的患者，如重症哮喘和慢性阻塞性肺病患者，由于肺泡内气体排出速度缓慢，时间 – 二氧化碳分压波形中时相 2 波形上升趋于平缓。气体存留在肺泡内的时间较久，肺泡气的二氧化碳分压更接近静脉血二氧化碳分压。这一部分气体在呼气后期缓慢排出，使得二氧化碳波形在时相 3 呈斜向上的鲨鱼鳍样特征性改变，如图 5 –4。可以根据此特征性图形初步判断气道梗阻情况。严重气道梗阻患者，因无效腔通气比例增大，可导致呼出气二氧化碳分压显著下降。

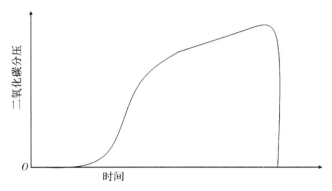

图 5 –4　小气道梗阻患者的时间 – 二氧化碳分压波形

（4）优化通气条件　对于机械通气患者，动态监测 $ETCO_2$ 可及时发现通气过度或通气不足，指导优化通气条件，调整通气频率和分钟通气量。使用容积 – 二氧化碳分压监测仪还可以评估单肺通气患者 V/Q 比值，有利于滴定 PEEP 的设置。

（5）典型 $ETCO_2$ 异常图形　如图 5 –5 至 5 –9 所示。

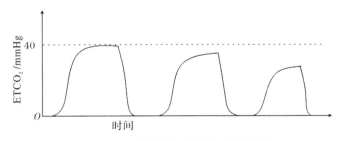

图 5 –5　每分钟通气量增大、过度通气

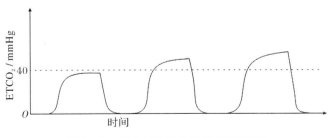

图 5 –6　每分钟通气量降低、通气不足

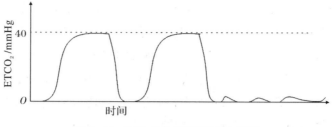

图 5-7 窒息或人工气道阻塞、脱出

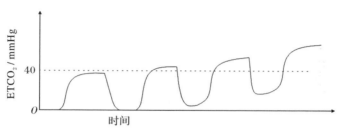

图 5-8 呼出气体重复吸入

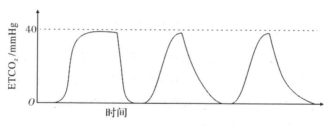

图 5-9 气管插管气囊漏气或气管插管管径过细

3. 循环功能评价

(1) 判断自主循环恢复 在心肺复苏的高级生命支持阶段,$ETCO_2$ 数值突然上升 10 mmHg(1 mmHg≈0.133 kPa)以上预示自主循环恢复。但复苏过程中 $ETCO_2$ 数值的变化受碳酸氢钠、肾上腺素等药物以及胸外按压质量的影响,需联合动脉血压等指标综合判断自主循环是否恢复。

(2) 判断心肺复苏预后 对于已经进行气管插管的心肺复苏患者,经高质量心肺复苏,插管即刻与插管后 20 min 监测 $ETCO_2$ 数值均小于 10 mmHg,预示患者预后不良。

(3) 判断容量反应性 $ETCO_2$ 监测联合直腿抬高试验可判断机体容量反应性,$ETCO_2$ 浓度上升大于 5% 可认为有容量反应性。$ETCO_2$ 监测联合快速补液试验,若输注 500 ml 液体后,$ETCO_2$ 浓度上升 >5.8% 则提示有容量反应性。

4. 辅助诊断

(1) 肺栓塞筛查 $ETCO_2$ 监测可通过比较 $ETCO_2$ 数值与 $PaCO_2$ 数值筛查肺栓塞,若 $ETCO_2$ 下降而 $PaCO_2$ 数值升高,则提示肺栓塞可能。此外,也可通过使用容量-二氧化碳分压监测计算无效腔通气比例,比例上升提示存在肺栓塞可能。

(2)代谢性酸中毒 代谢性酸中毒患者可出现代偿性深大呼吸,导致 $ETCO_2$ 下降。通过监测 $ETCO_2$ 数值可间接判断酸中毒程度,减少动脉血气检查频次。

5. 注意事项

(1)呼吸因素对数值的影响 如患者呼吸频率过快,气体成分变化超过监测仪的反应速度,则影响测量结果的准确性。

(2)吸入气体对数值的影响 由于二氧化碳和氧气、一氧化氮的吸光谱相近,对于吸入高浓度此类气体的患者,会影响其监测结果,需要对结果进行校正。对于显示浓度百分比的仪器,当监测管路中存在不能监测的气体,将导致气体总体积下降,导致 $ETCO_2$ 浓度结果假阳性。

(3)管路滤器的影响 若在患者与监测装置之间的呼吸管路中安装过滤器,可能影响气体的监测,导致 $ETCO_2$ 数值偏低。

(4)气道分泌物的影响 气道分泌物过多或气道过度湿化,可黏附在主流型装置的监测腔内壁或者堵塞侧流型装置的采样管,导致测量不准确。

(5)感染因素 对于可重复使用的装置和附件,应进行高级别清洁消毒。对于监测仪表面,也应按需清洁,避免交叉感染。

第三节 呼吸机波形识别

机械通气可为呼吸功能不全病人提供必要的通气支持,这种支持是通过通气过程中压力、流速和容积的相互作用来实现的。呼吸机将压力、流速和容积随时间的动态变化(即流速时间曲线、压力时间曲线和容积时间曲线)或参数之间相互关系(压力容积曲线、流速容积曲线)绘制成曲线和环,实时地显示在屏幕上,称之为机械通气波形。机械通气波形可显示呼吸力学特性,评估机械通气疗效,能够及时发现机械通气过程中的问题,比数字显示更加直观和形象,可以进行床边实时、动态监测。

一、流速时间曲线

流速时间曲线是反映呼吸机送气流速随时间变化的图形。曲线横轴代表时间,纵轴代表流速。横轴上部代表吸气流速,横轴下部代表呼气流速。呼气流速波形均为同一形态,只是通过流速的振幅大小和流速回零时间的差异来反映呼气状态。而吸气流速波形常分为方形波、减速波和正弦波,如图 5－10。方形波在吸气开始时输送的气体流速即达到峰流速,吸气时间内流速恒定,持续到吸气结束才降为 0,故形态呈方形。减速波在吸气开始时气体流速也为峰流速,但逐渐递减,吸气结束时为 0。压力控制通气和压力支持通气采用减速波。容量控制通气根据需要可选择方形波或减速波。

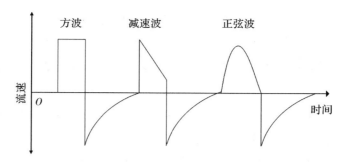

图 5-10　流速时间曲线

流速时间曲线主要可应用在以下几个方面。

1. 监测有无气道陷闭及内源性 PEEP　如图 5-11 所示,吸气流速为方形波,呼气流速波形在下一个吸气相开始前呼气流速未回到基线,此为存在气体陷闭、内源性 PEEP 的表现。常见原因为呼气不完全,或呼气时间设置不够,或呼气时小气道不稳定、气道过早关闭,COPD 患者尤为常见。

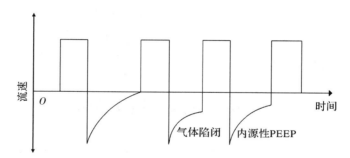

图 5-11　气体陷闭、内源性 PEEP 流速时间曲线

2. 监测病人对支气管舒张剂的反应　如图 5-12 所示,支气管舒张剂治疗前,呼气峰流速 A 降低,呼气时间 B 延长。支气管舒张剂治疗后,呼气峰流速(A′)增加,呼气时间(B′)缩短。

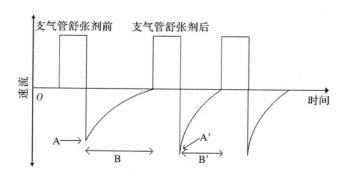

图 5-12　使用支气管舒张剂前后流速时间曲线

3. 监测通气时回路有无漏气　如图 5 - 13a 所示,容量控制通气吸气流速为方形波时,当回路漏气,吸气流速曲线基线由 A 上移至 B,AB 之间部分为实际泄漏速度。压力控制或压力支持通气吸气流速为减速波时(图 5 - 13b),回路存在漏气,以致呼吸机持续送气,导致吸气时间过长。

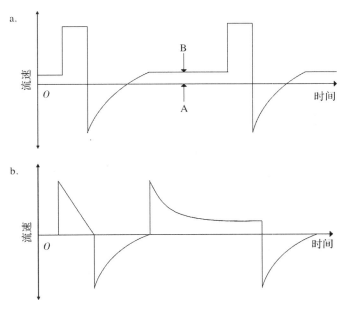

图 5 - 13　回路漏气流速时间曲线

4. 评估压力控制通气模式下吸气时间的设置　图 5 - 14 中,波形 1 吸气时间设置合理;波形 2 呼气流速突然降至 0,提示吸气时间不足,或由于自主呼吸的呼气灵敏度已达标;波形 3 吸气时间设置偏长。

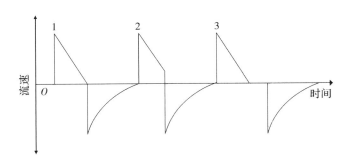

图 5 - 14　吸气时间设置流速时间曲线

5. 监测通气回路内有无分泌物或积水　如图 5 - 15 所示,当吸气期、呼气期流速不稳定出现锯齿波,提示回路内有积水或分泌物。

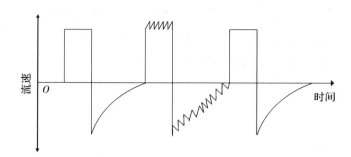

图 5-15　通气回路内有积水或分泌物流速时间曲线

二、压力时间曲线

压力时间曲线是反映气道压力随时间的变化而变化的曲线。纵轴为气道压力,横轴为时间,横轴上为正压,横轴下为负压。定容型通气和定压型通气压力时间曲线波形不同。

容量控制通气模式的压力时间曲线见图 5-16,气道压力等于肺泡压和所有气道阻力的总和,并受呼吸机和肺的阻力及顺应性的影响。A 至 B 点反映了吸气开始时所克服从呼吸机至肺整个系统的所有阻力,B 点后呈直线上升至 C 点达到气道峰压,此时呼吸机完成输送潮气量。C 点后压力快速下降至 D 点,C 至 D 点的压差反映了气道阻力,主要由气管插管的内径所决定,内径越小 C 至 D 压差越大。D 至 E 点即平台压,平台压是肺泡扩张进行气体交换时的压力,通常小于 30 cmH₂O (1 cmH₂O ≈ 0.098 kPa),由顺应性和潮气量的大小决定,平台期无气体供应到肺,吸气流速是 0。E 点是呼气开始,F 点呼气结束,气道压力恢复到基线压力水平。

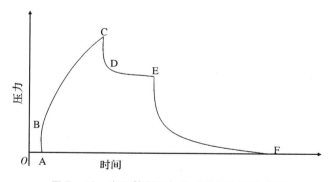

图 5-16　容量控制通气模式的压力时间曲线

压力控制通气模式的压力时间曲线见图 5-17。与容量控制通气模式的压力时间曲线不同,压力控制通气模式时,气道压力在吸气开始时为基线压力值,受压力上升时间控制,气道压力增至设置水平并呈平台样,并在设定的吸气时间内保持恒定,在呼气相恢复至基线压力水平。

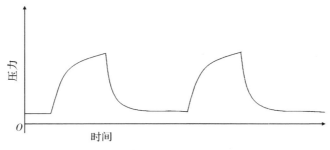

图 5 - 17　压力控制通气模式的压力时间曲线

压力时间曲线主要可应用在以下几个方面。

1. 判断有无自主触发　如图 5 - 18 所示,压力时间曲线中吸气相开始前 A 点气道压力轻度下降,提示为病人自主吸气触发,而吸气相开始前 B 点气道压力无变化,为呼吸机时间触发。

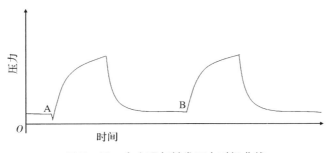

图 5 - 18　自主吸气触发压力时间曲线

2. 评估压力支持力度是否合适　如图 5 - 19 所示,在压力控制通气或压力支持通气时,与正常压力时间曲线 A 比较,曲线 B 提示气道压力明显减低,压力曲线始终未出现平台,排除压力上升时间设置太长的原因,提示呼吸回路有漏气,无法达到设定压力值。

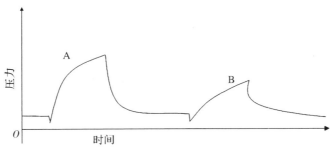

图 5 - 19　回路漏气压力时间曲线

3. 设置评估压力上升时间　压力上升时间是在吸气时间内使设定的气道压力达到目标所需的时间,实际上是调节呼吸机吸气流速的大小,使达到目标压力的时间缩短或延长。图 5 - 20 中三个压力时间曲线代表三种不同的压力上升时间,快慢不一,吸气流速越大,压力达标时间越短,应依据患者的吸气驱动需求选择适当的吸气流速或压力上升时间。图 5 - 21 可见 A、B 曲线压力上升时间设置尚可,C 曲线压力上升时间设置过快。

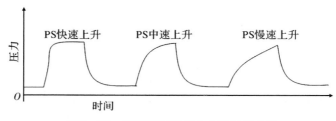

图 5 - 20 三种不同的压力上升时间曲线

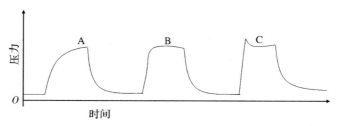

图 5 - 21 不同曲线压力上升时间曲线

4. 通过吸气末阻断法测量静态呼吸力学参数 如图 5 - 22 所示,采用容量控制通气,流速恒定,消除自主呼吸,可以通过吸气末暂停,测定平台压、静态肺顺应性及气道阻力。

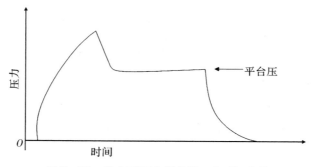

图 5 - 22 静态呼吸力学参数压力时间曲线

5. 通过呼气末阻断法监测内源性 PEEP 的大小 图 5 - 23,消除自主呼吸后,于呼气相按住呼气保持,压力不再波动后显示的平稳压力,即为内源性 PEEP。

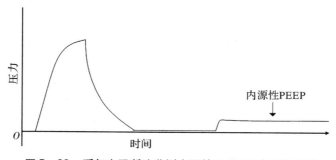

图 5 - 23 呼气末阻断法监测内源性 PEEP 压力时间曲线

三、容积时间曲线

容积时间曲线是反映送气与呼气容积随时间而变化的曲线,上升支为吸入潮气量,下降支为呼出潮气量,如图5－24。正常情况下上升支容量等于下降支容量,除非存在漏气。容积时间曲线需与其他曲线结合分析才有临床意义。

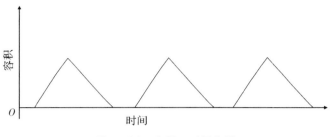

图5－24　容积－时间曲线

容积时间曲线的临床应用在于以下方面。

1. 监测患者有无主动呼气　如图5－25所示,正常情况下呼气容积降到基线水平,而存在患者主动呼气时,呼气容积可降到基线水平以下。

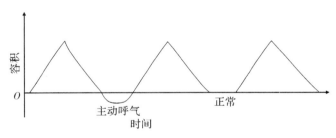

图5－25　正常呼气和主动呼气容积时间曲线

2. 监测有无回路漏气　如图5－26所示,呼气容积不能回到基线,常见于回路漏气或出现气体陷闭。

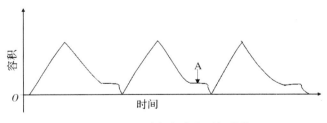

图5－26　回路漏气容积时间曲线

四、压力容积曲线

压力容积曲线是反映在同一个呼吸周期内,压力与容积相关变化的曲线,以容积为纵坐标,相应的压力变化为横坐标,有吸气与呼气两部分,也称压力容量环。在不同的通气模式下曲线波形不同,如图 5 - 27 所示。

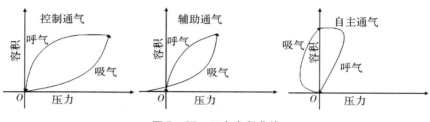

图 5 - 27 压力容积曲线

压力容积曲线可应用于以下几个方面。

1. 评估肺顺应性的改变 如图 5 - 28 所示,压力控制通气时随着肺顺应性降低,相同的设定压力下潮气量减低,曲线趋于扁平;而在容量控制通气时,随着肺顺应性降低,设定潮气量不变,但气道峰压升高。

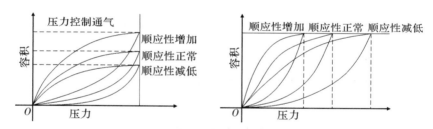

图 5 - 28 肺顺应性改变压力容积曲线

2. 评估气道阻力的变化 当肺顺应性恒定而气道阻力增加,克服气道阻力的压力增加,压力容积曲线将变宽或凸起。图 5 - 29 为肺气肿患者吸气及呼气时气道阻力增加,使环变宽,且因肺顺应性增加使曲线向上向左偏移,更加竖直。

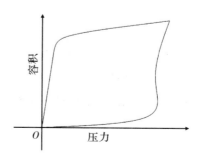

图 5 - 29 气道阻力变化压力容积曲线

3. 监测有无回路漏气　如图 5 - 30 所示,在呼气时曲线没有回到容积的零点,吸入潮气量与呼出潮气量不符,提示存在回路漏气。

4. 监测有无肺过度膨胀　如图 5 - 31 所示,压力容量环吸气支在上部变为平坦,高位拐点后虽压力增加但潮气量增加较少,提示肺过度膨胀。

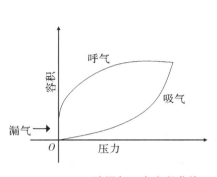

图 5 - 30　回路漏气压力容积曲线

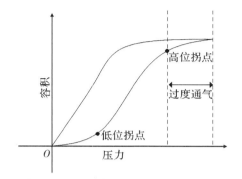

图 5 - 31　肺过度膨胀压力容积曲线

五、流速容积曲线

流速容积曲线是指同一呼吸周期内,流速与容积相互变化的曲线,由呼气和吸气两部分组成,上部分为吸气,下部分为呼气,形成环状图像,也称流速容量环。曲线形状和各参数大小取决于呼气过程中的呼气力量、肺顺应性、气道阻力、胸腔内压等因素,在不同疾病状态下会出现不同形状。如图 5 - 32,A 点吸气开始,B 点达到吸气峰流速,伴容积增大,C 点潮气量输出结束,流速降为 0,同时呼气开始,D 点达到呼气峰流速,流速降低至 0,到达 A 点,呼气结束,下一次吸气开始。

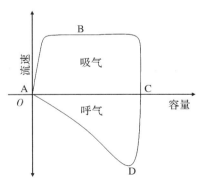

图 5 - 32　流速容积曲线

流速容积曲线的临床应用在以下几个方面。

1. 监测有无小气道阻塞　如图 5 - 33 所示,容量控制通气时随着气道阻力的增加,呼气流速及呼气峰流速均降低,此为慢性阻塞性肺疾病患者,呼吸峰流速由 A 降至 B,且呼气曲线轨迹内陷(C)。支气管舒张剂在一定程度上可以修正这种改变,故可以用来评估患者气道对支气管舒张剂的反应性。

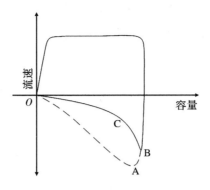

图5-33　气道阻塞流速容积曲线

2. 监测有无内源性PEEP　如图5-34所示,呼气曲线呼吸末流速未能回到零点,说明在下一次呼吸开始时流速仍存在,提示存在气体陷闭和内源性PEEP。

3. 监测有无回路漏气　图5-35,呼出潮气量低于吸入潮气量,且未能回到零点,常见于回路、气管内插管漏气或支气管胸膜瘘。

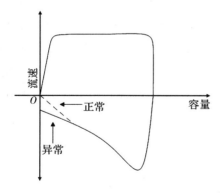

图5-34　内源性PEEP流速容积曲线

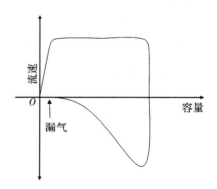

图5-35　回路漏气流速容积曲线

(李　建　王　东)

▶ 参考文献 ◀

[1]急诊呼气末二氧化碳监测专家共识组.急诊呼气末二氧化碳监测专家共识[J].中华急诊医学杂志,2017,26(5):507-511.

[2]CAIRO JM. Pilbeams Mechanical Ventilation: Physiological and Clinical Applications[M]. Singapore: Elsevier, 2014: 152-161.

［3］THOMAS N, ZOHAIB J, SHAWN L. MICHAEL K. Carbon Dioxide Detector［M］. Treasure Island：StatPeearls Publishing, 2021.

［4］刘又宁. 实用临床呼吸病学［M］. 北京：科学技术文献出版社,2017:263－266.

［5］詹庆元. West 呼吸生理学精要［M］. 北京：北京大学医学出版社,2017:121－157.

［6］CAIRO JM. Pilbeams Mechanical Ventilation：Physiological and Clinical Applications［M］. Singapore：Elsevier, 2014：127－150.

［7］JONATHAN BW, VIJAY M, MELISSA K, et al. RAPID INTERPRETATION OF VENTILATOR WAVEFORMS［M］. New Jersey：Pearson Education Inc, 2014:1－104.

第六章

人工气道的建立

气道的建立与管理是 ICU 医师的基本技能,是维持患者生命体征的重要手段,尤其是在窒息、心搏骤停等紧急情况下,维持基本的循环后迅速建立确定性人工气道是提高抢救成功率的关键。本章从临床实践角度出发,以图文结合的方式向读者详细介绍各式人工气道的建立方法,希望对读者有所帮助。

第一节　气管插管

气管插管是 ICU 最常见和最重要的操作技能之一,所有 ICU 医生都必须掌握。由于危重患者有限的生理储备功能及并存多种疾病,操作前难以实施彻底的气道评估,ICU 中紧急气管插管的并发症发生率要远远高于择期手术的气管插管。

一、禁忌证

气管插管的一般禁忌证包括:严重的喉梗阻、头面部口腔鼻腔创伤、解剖结构明显异常、凝血功能差等;经口气管插管时,口腔空间小或张口困难,无法经口插管,头颈部后仰受限亦为经口插管禁忌;若经鼻气管插管,还需考虑是否存在颅底骨折、鼻及鼻咽部通畅度,且紧急插管不适合经鼻气管插管。

二、评估和准备

1. 评估气道解剖结构及功能,判断气管插管的困难程度。

2. 保证最佳的通气和氧合。对于窒息患者或准备气管插管前,使用带储气囊的面罩给予纯氧进行预充氧。

3. 插管前如果已经留置胃管,应进行胃肠减压。

4. 给予合适的镇痛、镇静,必要时给予肌松剂,以保证气管插管安全实施(后面详细讨论)。

尽管紧急气管插管没有太多时间进行评估并作出优化的选择,但是非紧急插管时要求评估以促进气道管理的安全实施。在气管插管前应对患者的临床情况、血管内容量、血流动力学以及气道(困难气道的严重程度)进行详细评估并形成规范。评估气道解剖特征并结合能否看到声门,判断是否存在插管困难或不能插管。评估结果有助于决定是否需要采用其他技术,如清醒插管、纤维气管镜辅助插管。值得注意的是,存在困难气管插管解剖特点的患者,同样也可能存在面罩辅助通气及环甲膜切开困难。困难气道的识别见本书第二章。

三、操作方法

明确插管指征,评估是否存在困难气道及插管困难,选择合适的面罩、喉镜片及气管导管。

1. 插管前准备

(1)物品准备　氧气;面罩;带 PEEP 阀的呼吸囊;吸引器及吸痰管;口咽通气道及鼻咽通气道;气管导管;喉镜柄和镜片或可视喉镜;管芯;注射器;听诊器、压舌板;插管钳;监护仪;血管收缩药及局部麻醉药;镇痛镇静药物;抢救用药及仪器;胶、牙垫等固定导管用物;润滑剂;电池;呼吸机及管路等。

(2)床应调整到合适的高度　胃肠减压,有活动义齿需取下义齿,检查有无松动牙齿,选择合适的喉镜片并与镜柄连接,检查喉镜、监护仪等各种设备是否工作正常,持续生命体征监测,建立静脉通道。

(3)气管导管准备　选择合适的导管(成年男性一般选用 7.5 ~ 8.0 mm,女性选用 7.0 ~ 7.5 mm),放入管芯,塑形,导管尖端润滑,检查气囊是否完好,有无漏气等。

(4)患者仰卧位　操作者站于患者头侧,垫高病人头部,使口、咽、喉轴接近一直线,以便喉镜下显露声门,如怀疑有颈椎损伤应仔细检查排除。口腔清除干净后,开放气道,立即通过面罩球囊辅助通气预氧合(吸氧浓度 100%),如效果较差,可放置口咽通气道或鼻咽通气道。根据患者情况,给予镇痛镇静药物诱导麻醉,特殊情况下,可使用肌松剂。

2. 操作步骤　气管插管分为经口气管插管、经鼻气管插管。困难气道患者还可经纤维支气管镜插管,详细内容见本书第十三章。可视喉镜下经口气管插管是近年来发展的插管方法,下面对经口气管插管(含可视喉镜下气管插管)及经鼻气管插管详述。

(1)经口气管插管

①左手持喉镜,右手用"双手指交叉法"使病人口张开,沿病人右侧口角置入喉镜,注意门齿,避免口唇在镜片和牙齿之间夹伤,同时把舌推向左侧,沿咽腔前部弧度置入,将镜片移至中线,如果使用弯镜片(Macintosh 镜片),镜片前进即可见会厌及会厌谷,将镜片尖端置入会厌谷,沿其长轴向前上方提手柄以显露声门,如果使用直镜片(Mil 镜片),镜片尖端应越过会厌谷,压住会厌并上提镜柄显露声门(图 6-1,6-2)。

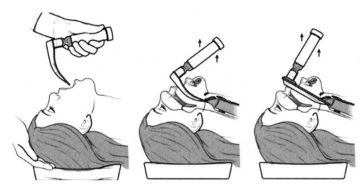

图 6 - 1　经口气管插管显露声门

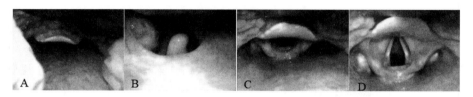

注：A. 悬雍垂与扁桃体；B. 会厌与会厌谷；C. 声门部分显露；D. 声门完全显露，见气管环。

图 6 - 2　显露声门

②右手呈"执笔式"持气管导管，从右侧口角插入口腔直至通过声带。将导管气囊近端置于声带下方，拔除管芯，注意导管尖端到病人切牙的距离，导管尖端至上切牙的距离成年女性约为 21～23 cm，男性约为 22～24 cm，插入太深易插入支气管，插入太浅则可能使导气囊不能封闭导管周气管，且易致意外拔管（图 6 - 3）。

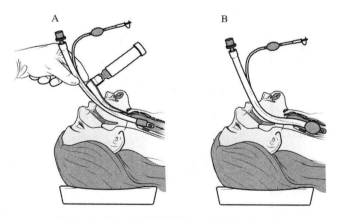

图 6 - 3　经口气管插管送入套管并固定气囊

③确定导管位置：听诊双肺呼吸音对称；应用 CO_2 监测仪或食管内探测装置；观察呼气时气管插管内水蒸气凝集情况；当患者有自主呼吸时，通过气管插管听其呼吸音；拍摄胸片（气管插管尖端位于隆突上 2～3 cm）。

④导管到达恰当位置后,用胶带妥善固定,人工通气。严密观察,清理用物。

可视喉镜辅助下气管插管:2018 年 2 月,困难气道协会(DAS)、英国重症监护协会(ICS)以及英国皇家麻醉医师学会(RCoA)等组织联合撰写成人危重症患者气管插管管理指南。指南中指出应提供视频喉镜并将其视为重症患者插管的一种选择。如果危重患者预测为困难的喉镜检查(MACOCHA 评分≥3),应从一开始就积极考虑使用视频喉镜。COVID - 19 流行病进一步突出了在 ICU 插管期间可视喉镜的重要性。所以现在危重病人气管插管建议在可视喉镜下操作。

其操作步骤为:吸净口腔分泌物,将喉镜从口腔中线插入,并轻柔向前推进至舌根部;见悬雍垂后向前推进看到会厌,提喉镜暴露声门,保持固定;将带有管芯的气管插管插入口腔,前推至喉镜前端位置;看喉镜屏幕,将气管插管对向声门插入,插管尖端进入声门后缓慢拔出导丝顺势插入气管插管至合适位置。

(2)经鼻气管插管

①利多卡因加 1∶20 000 肾上腺素混合液收缩鼻黏膜血管并局部麻醉。

②判断鼻腔通畅度,如两侧鼻腔均通畅,常选右侧。

③润滑导管,与面部垂直,沿硬腭平行方向推进导管。当导管进入鼻咽部时,可遇到阻力,可将导管稍退出后将病人颈部后仰再推进导管进入咽部。可以通过以下两种方法完成气管内插管。预插:保持病人自主呼吸,吸气时缓慢推进导管,并在导管末端听呼吸音,当导管接近声门时呼吸音逐渐变强,此时在吸气开始时顺势将导管送入气管内,插入气管的成功标志为剧烈咳嗽后深吸气,呼气时可在导管内见到水汽凝结,无法说话,均提示导管进入气管,呼吸音突然消失提示导管进入食管、会厌谷或梨状窝,需后退导管重试。直接喉镜引导插管:导管通过鼻后孔后,在直视下用插管钳(Magill 钳)引导导管进入气管即可。

④后续步骤同"经口气管插管④"。

第二节　气管切开

一、适应证

1. 上气道梗阻,尤其是长期或永久性梗阻,如双侧声带麻痹、颈部手术史等。

2. 预期需要较长时间机械通气治疗。

3. 下呼吸道分泌物多,长期自主清除能力差的患者,或者吞咽反射障碍、喉反射受抑制者,为保证患者安全,防止分泌物及食物误吸入气管,可进行气管切开。

4. 减少通气无效腔,便于脱机。

5. 因咽喉部疾病致狭窄或阻塞无法气管插管的患者。

6.头颈部大手术或严重创伤、烧伤需要进行预防性气管切开,以保证呼吸道通畅。对于预期需要较长时间机械通气的患者可在 7～10 d 进行气管切开,而对于中枢神经系统疾病致昏迷的患者,因其短期内难以恢复分泌物自主清除能力,可以在更早时间,甚至是 24 h 内进行气管切开。

二、禁忌证

相对禁忌证包括重度凝血疾病、重度呼吸功能不全、颈部解剖困难以及病态肥胖、切开局部软组织感染或者恶性肿瘤浸润及儿童。

三、操作方法

1.外科气管切开术

(1)术前准备 气管切开包、合适型号的气管切开导管、利多卡因、注射器、无影灯、氧气、吸引器、气管插管用物、抢救药物及设备、监护设备、呼吸球囊、呼吸机、手术衣、无菌手套、消毒液、开口纱等。

(2)体位 一般仰卧位,肩下垫一小枕,头后仰,充分暴露颈部,使气管接近皮肤,一助手立于头侧,以固定头部,保持正中位,以及协助调整气管插管位置(当患者已气管插管时)。

(3)定位与麻醉 定位于颈前正中,第 2～4 气管环处(一般为胸骨上窝 2～3 横指)为切开位置,常规消毒铺巾,利多卡因局部麻醉,对于昏迷、危重或窒息病人,若病人已无知觉可不予麻醉。

(4)清点检查器械 准备切皮刀(圆刀片),检查气管切开导管及气囊。

(5)切口 可选用垂直切口和水平切口,沿颈前正中切开皮肤和皮下组织约 3 cm。

(6)钝性分离气管前组织 用血管钳沿前正中线逐层分离,并用小钩配合暴露,直至气管充分暴露。

(7)切开气管 确定气管后,一般于第 2～4 气管环处,用尖刀片在气管前正中位切开"倒 T 形"切口(气管环间筋膜并自下向上挑开 1 个气管环)。

(8)插入气管套管 以弯钳或气管切口扩张器,撑开气管切口,插入大小适合、带有管芯的气管套管。插入外管后,立即取出管芯,吸净分泌物,并检查有无活动性出血。再次确定导管位置,气囊充气,辅助通气。有气管插管者可拔除气管插管导管,清理口腔。

(9)创口处理 绳子死结固定气管切开导管于颈部。切口一般不予缝合,以免引起皮下气肿。开口纱垫于伤口与套管之间。清理器械及用物。

2.经皮扩张气管切开术(percutaneous dilational tracheostomy , PDT)

经皮扩张气管切开术是一项近年出现的通过特殊器具采用 Seldinger 技术实施气管切开的技术,与外科气管切开相比,创伤更小,操作更加简便,在已有研究中也证明与外科气管切开有相同的成功率和安全性,且经皮气管切开围术期出血、窦道感染更少。经皮气管切开主要用在择期气管切开的患者,在急诊气管切开中的应用经验十分有限。

(1)术前准备、病人体位、皮肤消毒及铺单与常规气管切开术基本相同。还需准备专门的经皮气管切开套包及扩皮钳。

(2)将气管插管撤至顶端位于声带下。

(3)定位于第2、3气管环处,利多卡因局部麻醉。一般选择横切口,在定位点做一约3 cm切口,切开皮肤及皮下组织。

(4)将气管穿刺针斜面朝向尾部,垂直于皮肤,经气管环间隙刺入气管前壁,直到可抽出大量气体。操作时可在注射器中保留少许液体,以便观察气泡。

(5)一手固定气管穿刺针,另一手将气管穿刺针套管送入气管内,拔除针芯,再次确认套管内能抽出大量气体通畅。送套管时,可稍斜向尾端。

(6)把尖端呈J形的导丝经套管插入气管,送导丝时J形弯曲方向朝向尾端,以保证导丝向气管远端方向送入。

(7)扩皮器扩皮。扩皮钳闭合状态顺导丝达到气管前,打开扩皮钳扩张气管前组织,并保持扩皮钳打开状态退出;再将扩皮钳尖端闭合状态顺导丝送入气道内,打开扩皮钳扩张气管,并保持打开状态退出。整个过程中,保持导丝一定张力,避免导丝打折弯曲及导丝脱出。

(8)将经皮气管切开导管在导丝引导下送入气管内,撤出导丝及管芯。吸净分泌物,并检查有无活动性出血。再次确定导管位置,气囊充气,辅助通气。有气管插管者可拔除气管插管导管,清理口腔。

(9)绳子死结固定气管切开导管于颈部。开口纱垫于伤口与套管之间。清理器械及用物。

四、并发症

气管切开围术期的并发症主要有出血、皮下气肿、纵隔气肿、气胸,气管切开导管留置期间常见的并发症为套管脱出、肺部感染、套管堵塞、气管食管瘘、气管无名动脉瘘、气管软化及气管狭窄等。其中气管切开48 h内气管切开套管意外脱出的患者,因为气管切开窦道尚未形成,脱出后窦口将关闭很难将套管重新插入且重新插入多会引起出血,由此可引起呼吸道梗阻及严重缺氧,后果非常严重。因此切开患者应床旁备气管切开包,气管切开导管。一旦脱出,立即面罩呼吸囊通气,给氧,通知耳鼻咽喉科医师紧急重新打开关闭的窦口,在直视下插入气管切开导管。其他并发症处理同气管插管。

五、注意事项

1.有气管插管的患者,准备工作准备完善,局部麻醉前,由助手将气管内导管适当退出，一般可将导管深度调整到距门齿约 16 cm，但具体深度应根据患者身高等决定。

2. 局部麻醉时可将针穿透入气管内，回抽可见气体，作为确定气管位置及深度之用，穿透后，根据情况可向气道内注入少量局部麻醉药，以减轻操作时刺激所致的不适等。

3. 头颈部一定保持中立位，切口一定处于气管正中，且操作过程中保持气管位置居中固定，避免分离时偏离气管，导致导管位置异常。

4. 气管前组织需钝性分离，切忌切割和暴力，注意手术可能涉及的血管及甲状腺，避免损伤。分离过程中，两个拉钩用力应均匀，使手术野始终保持在中线，并经常以手指探查环状软骨及气管，确定其是否保持在正中位置。

5. 切开气管时，切口位于气管前正中线上，刀尖勿插入过深，以免刺伤气管后壁和食管前壁，引起气管食管瘘。切口以能放入导管为宜，切忌过大或过小。

6. 经皮气管切开时，避免过深穿透气管后壁进针。进套管及放置导丝时，若遇阻力，不应暴力送入，应调整位置后再尝试，直至放置顺畅。

第三节　逆行引导气管插管术

大多数的危重患者可以进行常规气管插管，但也有部分患者因为上呼吸道、头面部、颈部、胸壁等解剖学因素或病理学改变造成解剖结构变化导致插管困难。困难气管插管通常的解决方法有：①纤维支气管镜引导气管插管，该方法是目前解决困难气管插管最可靠和最有效的办法，但需特殊设备和专门训练；②光源引导气管插管，利用颈部软组织透光的原理引导气管导管进入气管内，缺点为光照亮度低、光束方向单一、插管成功率不高；③急诊气管切开，该方法创伤较大，需耳鼻喉科医生在场进行操作，耗时较长；④逆行引导气管插管，此法创伤小，插管成功率高，操作简单易于掌握，对设备、器械要求不高。

气管插管是相对常规气管插管而言，先进行环甲膜穿刺，将导丝经环甲膜送入气管，通过喉部，到达口咽部，由口腔或鼻腔引出，再将气管导管沿导丝插入气管。清醒、麻醉病人均可实施。

一、适应证

由于上呼吸道解剖因素或病理条件下，无法看到声带甚至会厌，无法完成经口或经鼻气管插管者。

二、禁忌证

①甲状腺肿大，如甲亢或甲状腺癌；②无法张口；③穿刺点有肿瘤或感染；④凝血机能障碍；⑤病人不合作又无法控制。

三、手术步骤(图6-4)

1. 选好穿刺点,常规消毒,局麻浸润。

2. 将硬膜外穿刺针与皮肤垂直进针,有落空感及回抽有气泡后,注射2%利多卡因2 ml。

3. 将穿刺针向头侧倾斜,使其与皮肤约成45°角,使穿刺针斜面正对喉部。

4. 取出穿刺针管芯。

5. 经穿刺针置入引导丝。

6. 向口腔方向置入15 cm,用喉镜暴露口腔,将导丝从口腔引出,拔出穿刺针。

7. 用钳子固定导丝,从口腔端导丝置入引导管。

8. 引导管向前顶至气道前壁。

9. 沿引导管插入合适气管导管。

10. 用喉镜撬起会厌,将气管导管沿引导管插入气管。

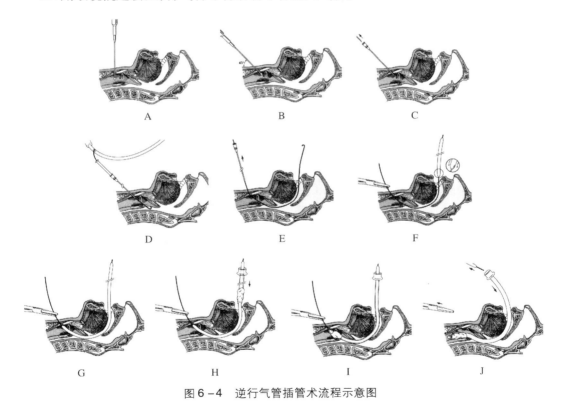

图6-4　逆行气管插管术流程示意图

四、注意事项

1. 环甲膜穿刺时,针头斜面一定要正对着口腔的方向,在进入气管的过程中及向气管内注射局麻药时不要转动,使导引管能沿斜面方向准确置入口腔。

2. 在置入硬膜外导管或导丝时,应将硬膜外导管或导丝的自然弯度向着口腔的方向通过针头,使其能顺利经声门进入口腔。

3. 导引管或导丝穿过气管导管后,应在喉镜明视下将导管前端送至会厌下方或声门部位,对舌体肥大、口腔相对狭窄的患者尤为重要,因为舌体的挤压可使导管与声门形成角度,不能很好对位。

4. 将头抬起或垫高 10 cm,更利于导管前端通过声门。

5. 在插管过程中,引导丝的两端要固定住,防止拉脱,牵拉的力量要适度。

第四节　环甲膜切开术

环甲膜位于环状软骨和甲状软骨之间(详细解剖解构见本书第一章),此处无重要血管,不易出血,其厚度 2～3 mm,容易穿刺或切开。环甲膜切开术就是通过环甲膜上的切口置入导管,以建立氧合和通气的气道,环甲膜切开是简便快速建立人工气道的一种有效手段,现已成为成人失败气道的首选外科抢救技术。

一、适应证

在急性上气道梗阻、濒于窒息的紧急情况下,来不及或无条件进行气管插管或气管造口术时,可做环甲膜穿刺或切开术。

二、禁忌证

病情允许且有条件时,应做气管造口术或插管。

三、手术步骤

1. 术前准备　取平卧位,双肩胛下垫以薄枕,头尽可能后仰以使气管获得良好的暴露(图 6-5)。一名助手立于患者左侧固定双肩,另一助手立于患者头端固定头部,术者立于患者右侧。常规消毒皮肤,铺无菌巾(紧急时,皮肤可不消毒)。

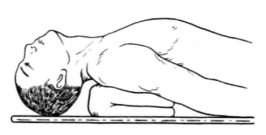

图 6-5　环甲膜切开患者体位

2. 环甲膜穿刺术　取粗针头 2 或 3 枚,在环状软骨与甲状软骨之间插入,以暂时缓解窒息(图 6-6)。

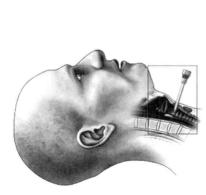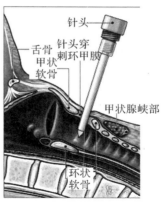

图 6-6　环甲膜穿刺术

3. 环甲膜切开术　沿颈前正中线环状软骨与甲状软骨间做横向切口。切开皮肤后固定环状软骨,用尖头刀或锐头弯剪刀穿刺环甲膜,向下后方伸入声门下腔,用剪刀或血管钳撑开切口,插入适当套管固定即可。

四、注意要点

手术的关键是病人气管的显露,由于病人濒于窒息状态因缺氧而躁动,故固定头后仰十分重要。要摸准环状软骨再做环甲膜穿刺或切开。切开后插入的套管必须够大,以达到解除窒息的目的,且应妥善固定,严防滑入或脱出气管,切开后如有明显出血点应予结扎,并及时吸引清除气道分泌物。

五、术后处理

1. 妥善固定套管,严防脱出或滑入气道,及时吸引气道分泌物以保证气道通畅。

2. 套管插入留置不宜超过 24 h,因套管位于声门下,容易损伤喉软骨致术后拔管困难,故术后 24 h 内应改做气管造口或插管术。

3. 环甲膜穿刺术能供给的通气量较少,故当窒息缓解后,应及时改做气管造口或插管术。

六、并发症

主要并发症是切口和肺部感染、切口出血、皮下气肿和拔管困难等。

（张云水）

▶ 参考文献 ◀

[1] 刘瑜,周春兰,周君桂,等.长期气管切开患者气管套管更换护理策略的证据总结[J].解放军护理杂志,2021,38(4):66-69.

[2] 徐军,孙峰,王亚,等.急诊气道管理共识[J].中国急救医学,2016,36(6):481-485.

[3] CONSTANCE C MUSSA, DINA GOMAA, DANIEL D ROWLEY. AARC Clinical Practice Guideline: Management of Adult Patients with Tracheostomy in the Acute Care Setting. Respiratory. [J] Care January 2021, 66 (1) 156-169.

[4] KOLLEF MH, AHRENS TS, SHANNON W. Clinical predictors and outcomes for patients requiring tracheostomy in the intensive care unit. [J] Crit Care Med,1999,27(9):1714-1720.

[5] JOHN THOMAS, PHILLIP LERCHE. Anesthesia and Analgesia for Veterinary Technicians[M], 5e. VETBOOKS,2017.

[6] TANYA DUKE - NOVAKOVSKI, MARIEKE DE VRIES, CHRIS SEYMOUR. BSAVA Manual of Canine and Feline Anaesthesia and Analgesia[M]. 3rd Edition. BSAVA, 2016:464.

第七章　人工气道的固定与气囊压力监测

第一节　人工气道的固定

人工气道包括经鼻或经口气管插管以及气管切开,是保证患者呼吸的重要通路,可为供氧、气道内吸引提供最佳条件,一旦移位脱出,可导致患者呼吸困难、窒息等严重后果,甚至危及生命。所以,人工气道建立后应予以妥善固定。

一、经鼻气管插管的固定

(一)鼻翼胶布固定法

经鼻气管插管可用鼻翼胶布固定法:剪一根长约 10 cm,宽约 2.5 cm 的胶布,从中间剪开 2/3,未剪开的一端贴于鼻翼上,另一端两条细长胶布分别环绕粘贴在气管插管外露部分(图 7-1)。由于鼻翼部油脂分泌旺盛易导致胶布黏性降低,为增加安全性,可根据患者头围大小取一条棉质寸带,在 2/3 处打一活结,固定在气管插管与胶布重叠的外露部分,再打一死结,然后绕过患者的耳廓上方,避开枕后打一活结固定,松紧度以能容下一指为宜。此方法简单方便,价格低廉,如有胶布松动、脱落或寸带污染潮湿需及时更换。

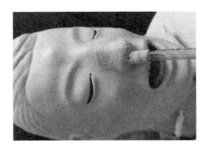

图 7-1　经鼻气管插管鼻翼胶布固定法

(二)吊带式寸带固定法

首先确认气管插管的深度,并在气管导管刻度线上做标记,根据患者头围大小准备 3

条棉质寸带。取 1 条在 2/3 处打"∞"字形双环套结固定于气管导管的标记刻度线上,结向下,拉紧双环,绕过患者耳廓上方,在寸带短的一端避开枕后打活结固定;同法取另一条寸带结向上固定导管,再绕过患者的耳廓下方,打结固定;第 3 条寸带的两端分别穿过患者左右耳廓上方的寸带,在头顶上方打一活结,牵拉减轻寸带对耳廓上方的压力(图 7 - 2)。寸带松紧度均以能容下一指为宜,为防止寸带对患者面颊部皮肤的磨损,可用棉布衬垫于患者脸颊的寸带下。吊带式寸带固定法利用寸带提供向上、下、左、右 4 个方向的作用力,受力均衡,寸带不易滑动,使气管导管固定稳妥,同时可避免耳廓受压,减轻患者的痛苦,增加舒适度,此方法同样适用于经口气管插管的固定。

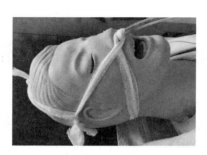

图 7 - 2　吊带式寸带固定法

二、经口气管插管的固定

(一)胶布固定法

1. 十字交叉固定法　用两条宽约 1.5 cm、长约 25 cm 的胶布,将气管插管与牙垫一起固定,两条胶布十字交叉粘贴于两侧面颊上(图 7 - 3)。

2. "工"字形胶布固定法　准备两条"工"字形胶布,"工"字长边约 25 cm,短边约 19 cm,长短两边相连接部分约 2~3 cm,长短两边宽度约 2 cm。固定时先将一条"工"字形胶布长边轻轻固定于患者鼻唇间皮肤,短边两侧分别环绕固定牙垫和气管插管。短边固定好后再次调节长边,可延伸至患者两侧面颊部或者耳垂旁,粘贴固定。另 1 条"工"字形胶布长边固定于患者下唇部皮肤上,其余步骤同前(图 7 - 4)。

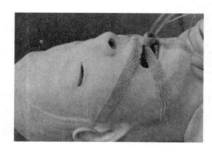
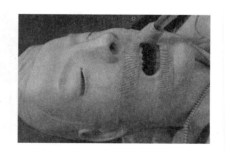

图 7 - 3　十字交叉固定法　　　　图 7 - 4　"工"字形胶布固定法

3.Y 形胶布固定法　将长约 20～25 cm,宽约 2～3 cm 的胶布纵行剪开 1/2 成 Y 形,未剪开的一端从患者一侧嘴角贴于耳垂下,剪开端的 2 条胶布按顺时针和逆时针方向缠绕气管插管和牙垫后固定于上、下唇周围皮肤及对侧脸颊部。

因胶布容易被汗液和口腔液性分泌物浸润,失去黏性而松动,为进一步加强固定,在用胶布固定的基础上,可用棉质寸带经颈后绕至气管插管及牙垫处打活结再次固定,保障气管导管固定的安全性,此种方法方便、实用、简洁、经济。

(二)固定器固定法

目前临床较常使用自锁式气管插管固定器固定气管插管(图 7-5)。其方法是:调整好气管插管深度后,将气管导管从固定器中间开口处穿过,将咬合板放入患者口中,然后再将侧面锁扣螺帽拧紧,固定带环绕颈部 1 周后从固定器另一端开孔内穿过固定,最后扣紧尼龙搭扣。

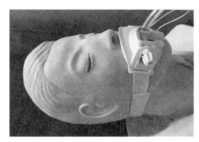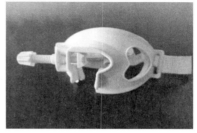

图 7-5　自锁式气管插管固定器

临床工作中,固定气管插管是为了防止气管导管上下移动、损伤气管黏膜及脱出,因担心气管导管松脱,应用胶布固定时往往会出现牵拉过紧现象,易使患者产生不适感,且易损伤皮肤;双道胶布交叉固定导管,胶布是从口唇处进行交叉,口唇周围的胶布多处于潮湿状态,且口腔护理死角多,增加了感染的风险,而应用气管插管固定器可避免此类问题。此外,应用气管插管固定器一般不会出现皮肤过敏现象,因而更适合对胶布过敏的患者使用。但气管插管固定器费用较高,在一定的程度上影响了广泛应用,而胶布固定价格低廉,可减轻患者经济负担,临床上可根据患者特点选择合适的气管插管固定方法。

三、气管切开套管的固定

(一)棉纱布寸带固定法

方法一:取两根纱带,一长一短,分别系于气切套管两端侧翼孔,将长的一端绕过颈后,在颈部左侧或右侧打一死结或打手术结,松紧度以一指空隙为宜(图 7-6);方法二:取两根长度相同纱带,分别将纱带的 2/3 处系于气切套管两端侧翼孔,将一根纱带长的一端绕过颈后,与另一根纱带短的一端打死结或手术结固定,松紧度以一指为宜,同法固定剩余的长端和短端纱带,这样形成两条固定带,起到双重固定的效果(图 7-7)。在临床使用中发现用棉纱布寸带固定气切套管易被浸湿、污染,再干后质地会变硬,缚在颈部的纱布系带勒压与摩擦颈部皮肤易导致局部皮肤发红甚至溃烂。为了避免这种问题,可在颈部皮肤与固定带之间衬垫棉布或将"扎脉带"套在固定带外面,防止纱布系带潮湿变硬。总之,使用棉纱布寸带固定气切导管,需经常检查颈部皮肤情况,及时更换寸带,避免颈部皮肤受损。

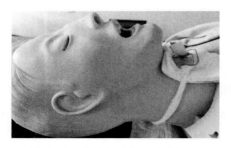 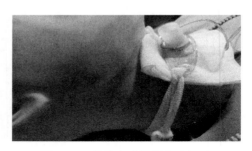

图7-6 棉纱布寸带固定法(一)   图7-7 棉纱布寸带固定法(二)

(二)海绵带固定法

将固定带两端分别穿过气切套管两端侧翼孔,反折后使用魔术贴粘贴固定(图7-8)。海绵垫透气吸湿,可增加局部受力面积,减轻皮肤组织的受压力度,但当痰液、汗液、血液以及口腔分泌物过多,超过海绵吸水强度的限制时,海绵固定带处于潮湿污染的状态,会加大对皮肤的刺激,造成皮肤发红甚至破损。所以,使用海绵固定带,当海绵垫明显被浸湿污染时,须及时更换。

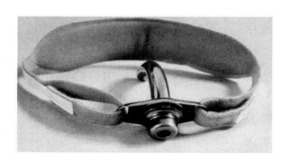

图7-8 海绵带固定法

(三)改良固定带固定法

近年来,国内有学者对气切套管固定带进行改良设计,有"菌状导尿管+白纱带"固定法、"双根压脉系带"固定法、"新型对扣PVC"固定带、"胶管+止血带"式固定法等。其中"胶管+止血带"式固定法(图7-9)采用的胶管以聚氯乙烯(PVC)或热塑性弹性体(TEP)为原料,具有一定的伸缩性,表面光滑,管径粗且防水,不会因为汗液、痰液、血液等污染而导致固定带变硬、变细,取材方便,制作简单,实用性强,经济实惠。方法为:①选择长约50 cm的胶管一根,两段长约1.5 cm的止血带;②将胶管两端反向剪开5~7 cm,穿入止血带;③将胶管环绕颈部一周,再将剪开的胶管两端穿入气切套管的两端侧翼孔,展开管壁,根据患者颈部大小调节长度,再反折包住下段胶管;④用之前穿入的止血带套住反折的管壁与下段胶管结合处。

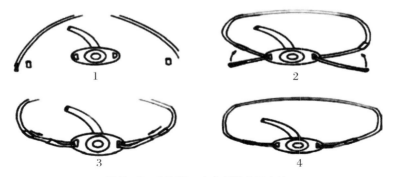

图7-9　"胶管+止血带"式固定法

引自:史芝璟,朱晓敏,史云梅,等.三种气管切开套管固定方法在危重症患者中应用效果的比较[J].中国实用护理杂志,2018,34(28):2197.

第二节　气囊压力监测

气管导管的气囊具有固定气管导管、封闭气道保证正压通气、防止声门下分泌物下移等作用。人工气道建立后,特别是气管插管后,患者的吞咽功能受到影响,口腔分泌物或胃食管反流物易滞留于气囊上方,形成囊上滞留物,囊上滞留物的吸入是呼吸机相关性肺炎(VAP)发生的主要原因之一。临床工作中,气囊若充气量过大,气囊压力过高,会导致气管黏膜缺血性损伤甚至坏死,如果气囊充气不足,则导致漏气、误吸等。因此,监测气囊压力,保持合适的气囊压至关重要。

一、人工气道气囊

气管导管在距离导管尖端约3 cm的位置设有气囊,气囊通过充气管与外露的指示球囊相连接(图7-10),可通过指示球囊为气囊充气,测定气囊压力值。

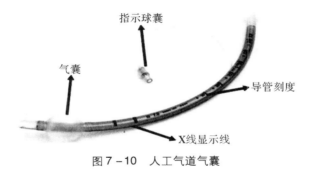

图7-10　人工气道气囊

据气囊充气后的容积及充气后产生的压力大小,人工气道气囊可分为:①低容量高压力气囊(low volume high pressure cuff,LVHP);②高容量低压力气囊(high volume low pressure cuff,HVLP);③等压气囊。

1. 低容量高压力气囊 为球形气囊,与气管壁接触面小,且内部压力高,可减少因气囊壁发生褶皱而造成的漏气和误吸,但气管壁单位面积承受的压力过高,极大增加了气管壁损伤的风险,目前临床中已不再应用 LVHP。

2. 高容量低压力气囊 临床常用的 HVLP 由聚氯乙烯(PVC)材质制成,充气后呈圆柱形,该种气囊与气管壁接触面积大,且内部压力较低,对气管壁的压力较小,不容易造成气管黏膜水肿、出血、坏死、溃疡等,提高了气囊的安全性。但因气囊壁较厚,气囊与气管接触处易形成褶皱,口咽部内容物易顺着褶皱缝隙流入下呼吸道,造成微量误吸的发生。目前一种新型聚氨酯(polyurethane,PU)材质制成的气囊,临床上称之为超薄气囊,气囊壁厚度只有 7 um,是普通 PVC 气囊的 1/7,在气囊充盈不足的情况下也不易出现褶皱,其气囊形状改良成了圆锥形,能更好地保证气囊与气管壁的紧密贴合,能防止气囊上滞留物进入下呼吸道,其充气量较其他圆柱形气囊也更少。《人工气道气囊的管理专家共识(草案)(2014 年版)》推荐使用由聚氨酯材料制成的圆锥状的气囊,以减少气囊上方的滞留物流入下呼吸道的风险,降低呼吸机相关性肺炎(ventilator associated pneumonia,VAP)的发生率。

3. 等压气囊 通过活瓣与外界相通,当活瓣口被打开时气囊自动充盈,并能随外界大气压力自动调整气囊的充盈度,气囊内外的压力等于大气压,所以对气管壁的压力较小,避免了漏气、黏膜损伤、气管溃疡等情况。但由于价格昂贵,在临床应用上十分有限。

二、气囊压力的范围

为了保证正压通气的有效进行,人工气道的气囊应处于充盈状态。气囊压力不足易导致漏气、潮气量损失、无法有效通气、人工气道滑脱等并发症,也易引起呼吸机相关性肺炎(VAP);气囊充气过度,压力作用于气管黏膜,如超过局部组织的血流灌注压,会造成气管黏膜缺血性损害,长时间过高的气囊压力会造成气管黏膜的炎症、缺血、坏死等。

研究表明,当气囊内压小于 20 cmH_2O (1 $cmH_2O \approx 0.098$ kPa)时,气囊上的滞留物就有可能顺着呼吸气流进入下呼吸道引起肺部感染。然而,气管黏膜毛细血管的灌注压为 $20 \sim 30$ mmHg(1 mmHg ≈ 0.133 kPa),当气囊内压超过 30 cmH_2O 时,气管黏膜血流开始减少,达到 40 cmH_2O 时,可导致气管黏膜发生缺血性损伤,当气囊压力超过 50 cmH_2O 时,血流完全被阻断。中华医学会重症医学分会制订的《机械通气临床应用指南(2006)》推荐 HVLP 压力维持在 $25 \sim 30$ cmH_2O,在此范围内,气囊既能有效密封气道,又不高于气管黏膜毛细血管灌注压,可避免气管黏膜长时间受压而引起的系列并发症。《人工气道气囊的管理专家共识(草案)(2014 年版)》推荐气囊压力为 $25 \sim 30$ cmH_2O。《中国成人医院

获得性肺炎与呼吸机相关性肺炎诊断和治疗指南（2018 年版）》推荐气囊压力在 25 cm
H_2O 或更高水平,以利于有效预防 VAP。理想的气囊压力应为有效封闭气囊与气管间隙
的最小压力,既保证封闭气道又不阻断气管黏膜毛细血管的灌注,防止气囊对黏膜的压迫
性损伤,因此,推荐气囊压力维持在 25 ~ 30 cmH$_2$O。

三、气囊压力的测量方法

人工气道气囊压力是由外部的连接导管向气囊充气所形成的压力,压力值由气囊本
身的弹性回缩力、气管壁对气囊的挤压力及气道压产生的冲击力组成,其大小主要是由充
入气囊的气体量决定。气囊充气后内部压力的高低与气道密闭性和气管黏膜局部压迫缺
血损伤的程度密切相关,因此,对气囊压力的监测极为重要。临床上现有技术并不能对气
管黏膜所受压力直接进行测量,通过测量气囊的压力可间接监测相应的黏膜压力。

（一）估测法

1. 指触法　用注射器连接指示球囊,一般充气 5 ~ 10 ml,通过手捏指示球囊感觉比鼻
尖软,比口唇硬为宜。此法操作快捷简便,适用于紧急判断,但受个人经验影响较大,通常
会导致压力过大,且多种因素使得单纯通过触觉难以准确判断压力,故临床工作中一般情
况下不建议使用。

2. 听诊法

（1）最小闭合技术（MOV）　气囊充气后吸气时恰好无气体漏出。方法:将听诊器置
于患者气管处,一人听诊,一人向气囊内缓慢注气直到听不见漏气声为止,然后每次抽出
0.5 ml 气体,直至出现少量漏气,再从 0.1 ml 开始注气,直到吸气时听不到漏气声为止。
最小闭合技术在一定程度上可减少气囊对气管壁的损伤,不易发生误吸,不影响潮气量。

（2）最小漏气技术（MLT）　气囊充气后吸气时允许有少量气体漏出。方法:将听诊
器置于患者气管处听取漏气音,向气囊内缓慢注气直到听不到漏气音为止,再每次抽出气
体 0.1 ml,直到在吸气高峰时有少量气体漏出而患者通气量无明显改变为止。最小漏气
技术可预防气囊对气管壁的损伤,但由于有少量漏气,对潮气量有一定影响,口鼻腔内的
分泌物也易流入下呼吸道,增加肺内感染概率。

听诊法的两种技术操作时间长、步骤多,需要两人配合,气囊充气压力值不确定,在缺
少专用气囊测压表时,可临时采用最小闭合容量法估测气囊内压。

（二）实测法

1. 弹簧管机械指针式压力表（图 7 - 11）　目前临床上大多使用机械指针式测压表,
对气囊压力定时监测,当测量值不在目标范围内时,充气或放气后再次测量,使得气囊压
力控制在目标水平。方法:将压力表的充气鲁尔接口与指示球囊连接,通过充气球茎和压
力释放阀为气囊充气或放气,调节气囊压力值在适当范围内。使用气囊压力表测压,在分

离测压管时会出现少量漏气,因此测压时充气压力宜高于理想值 2 cmH$_2$O (1 cmH$_2$O ≈ 0.098 kPa)。另外,使用测压表之前应检查其密闭性,方法是:用手按住鲁尔连接口,挤压充气球茎,使其压力值达到 120 cmH$_2$O,如能保持 2~3 s 不下降,则证明性能良好,如出现压力值下降,需送检维修。

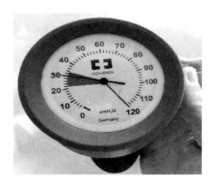

图 7-11 机械指针式气囊压力表

2. 电子气囊压力监控仪(图 7-12) 电子气囊压力监控仪可对气囊压力进行持续的监测,其采用高精度的气压传感器,可将气囊压力信号转换为电信号,再应用低功耗嵌入式处理器把电信号转换成数字信号,气囊压力具体数值可在屏幕上显示,且配有延长管,可将压力表放置在床旁,方便医护人员查看。电子气囊压力监控仪还可以控制气囊压力始终在设定目标范围内,能有效避免气囊压力下降和过度升高引起的系列并发症,与传统手动测压相比,可减少护士操作次数,减轻临床工作负荷。另外,在航空医疗救援及患者长途转运过程中,电子气囊压力监控仪可以实时反映气囊压力变化并进行调控,可避免大气压力的变化影响气囊压力及监测不及时带来的危害,还可以用于辅助判断气管导管是否异位,提醒医务人员及时处置。

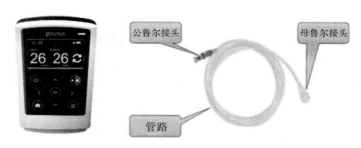

图 7-12 电子气囊压力监控仪及延长管

使用气囊测压表测量气囊压力,更直观、精确,较其他方法能够使气囊更好地发挥其作用。在临床工作中,调整好的气囊压力会随着时间的推移而变化,最合适范围的压力往往无法维持。应用机械指针式气囊压力表手动测量气囊压力时,推荐每 6~8 h 对气囊压力进行重新测量并校准。然而,气囊压力受多种内外因素影响呈动态变化,定时测量并不能准确地反映其变化过程,也不能及时监测压力发生变化的时刻,不能确保其持续维持在目标范围。持续的气囊压力监控可以降低 VAP 发生率,减少护理人员工作量,提高操作依从性,降低院内交叉感染的可能。因此,在条件允许的情况下,为了减少人工气道相关并发症,优先考虑使用新型电子气囊压力监控仪对气囊压力进行持续监测。

四、气囊压力的影响因素

气囊压力的监测值由气囊自身的弹性回缩力、气管壁对气囊的挤压力及气道压产生的冲击力组成。据研究显示,气囊压力受体位、吸痰、吞咽反射、插管型号、气囊位置、温度和海拔等诸多因素的影响。

(一)体位

气囊压力的大小受患者体位的影响,研究发现,将患者由常规位置(半卧位,床头高 $30°$,头中立位)改变不同的体位,结果发现每次更换体位后气囊压力值均出现不同程度改变,平均气囊压力由 $25\ cmH_2O$($1\ cmH_2O \approx 0.098\ kPa$)上升至($32.59 \pm 3.08$)$cmH_2O$。另有研究显示,半卧位时气囊压力显著低于平卧位及左、右侧卧位时的气囊压力,其中平卧位时气管后壁受压迫,容易出现黏膜损伤,最易发生气管食管瘘。患者采取半卧位也可以减少呕吐和误吸风险,因此,建议在实施气囊管理技术时采取半卧位,改变患者体位后重新测量并校准气囊压力。

(二)机械通气

机械通气模式和参数可影响气囊压力及气囊密闭性,呼气末正压通气(PEEP)时,根据设置参数不同,在呼吸末期使气道处于一定的正压状态。多项研究表明在 PEEP 模式下,高的气道压力使气囊压力增加,应用 PEEP 气囊渗漏量较无 PEEP 明显降低,在一定范围内 PEEP 值越高,渗漏量越少。因此,应在调整呼吸机参数或更改机械通气模式后对气囊压力重新进行测量和校准。

(三)气囊在气管内的位置

气囊压力测量值间接反映气管黏膜所受的压力,当气囊未在气管内正确的位置时,气囊压力监测值并不能很好地反映气管黏膜的受压情况。气管插管如插入太浅,气囊可能卡在声门处,如过深,气囊可能进入支气管内,这时气囊均起不到应有的作用。因此,在确认气囊压力充足的情况下还有漏气或误吸发生,应考虑气囊位置不正确。在建立人工气道前期,需根据患者自身情况,评估导管应插入深度,插管后,通过听诊、胸壁运动、胸片、超声、气管镜等确认导管是否在位,同时还应定期复查。

(四)气管导管型号

气管导管直径能否与患者气管直径良好匹配是气囊密闭性的重要影响因素。研究发现,当气管导管型号比与患者气道适配的导管型号大时,气囊尚未完全充气就会与气管壁紧密贴合,即使将气囊压力调节在正常范围内,气囊壁也会折叠形成褶皱,造成漏气和误吸。当气管导管型号较小时,因横截面积较小,就算气囊完全充气状态也很难完全封闭气道,会导致渗漏的发生。因此,在建立人工气道前应选择合适的气管导管型号,当确定气囊压力在正常范围,气囊在气管内正确位置时,仍有渗漏发生,可能是导管型号不合适,应更换适合的气管导管。

(五)吸痰

因吸痰时对气道黏膜的刺激,多数患者会出现不同程度的呛咳,气囊压力会出现短暂性升高,在吸痰结束后气囊压力会逐渐恢复至吸痰前的水平。气囊压力的短暂性升高可能与呼吸肌收缩,气管壁对气囊的挤压力度增大,以及咳嗽过程中向上的气流对气囊的冲击有关。

(六)其他因素

1.海拔高度　随着海拔升高,大气压力降低,气囊内空气膨胀,气囊压力升高。用直升机运送病人时要注意及时调整气囊压力。

2.温度　常温下气囊内压比低温时高,温度越低,气囊压力越低。

3.患者自身因素　如气道顺应性、气道压力、自主呼吸强弱等,都会影响气囊压力。

4.麻醉气体　麻醉气体向气囊内扩散,会造成气囊压力增高。

5.吞咽反射　吞咽时气囊压力相对增高,频繁的吞咽动作会导致气囊漏气速度加快,应及时进行气囊压力测量调整,防止气囊漏气。

6.频繁的肢体活动　如写字、躁动,也会导致气囊压力波动。

7.气管导管使用时间越长,低气囊压力发生越频繁　如长时间使用同一气管导管,应加强对气囊的管理或给予更换新的气管导管。

五、注意事项

1.气囊的基本作用是防止漏气和误吸,若患者气管切开无须机械通气,且神志清楚、可自主进食、无呛咳等,自主气道保护能力好,可将气囊完全放气或更换为无气囊套管。

2.应避免过多过快地充入或抽出气囊气体;常规情况不能根据指触法经验性地给予气囊充气。

3.可采用气囊压力监控仪维持气囊压在 $25 \sim 30 \text{ cmH}_2\text{O}$（$1 \text{ cmH}_2\text{O} \approx 0.098 \text{ kPa}$）;无该装置时每隔 $6 \sim 8 \text{ h}$ 手动测量气囊压力,每次测量时充气压力宜高于理想值 $2 \text{ cmH}_2\text{O}$;不应在患者躁动、咳嗽时测量;应及时清理测压管内的积水。

4.不宜常规采用最小闭合技术给予气囊充气,在无测量气囊压力的仪器时,可临时采用最小闭合技术。

5. 呼吸机低压报警,在气管插管处可听到漏气声或者用注射器从气囊内无限抽出气体时,可能是气囊破裂,应立即处理。

6. 应为患者选择合适型号的人工气道,建立后需仔细判断气囊所在位置。当气囊压力足够仍存在漏气时,应考虑改变人工气道位置或更换合适型号的人工气道。

7. 在气管插管或拔管前应用注射器将气囊内所有气体抽空;气囊放气前应先清除气道内和气囊上的滞留物。

8. 气管插管拔出前宜采用气囊漏气试验评价上气道的通畅度,阳性判断标准为:将患者气囊充气状态时和气囊放气后的呼出潮气量进行对比,成人患者呼气量差值≤110 ml,或呼气量差值与气囊充气时呼气量的比值≤15%。

9. 气囊无须定期放气,因为气囊放气后 1 h 内气囊压迫区黏膜毛细血管的血流难以恢复,且放气时容易使气囊上方的滞留物流入下呼吸道,导致感染。

10. 一些因素造成的气囊压力波动只是暂时的,在影响因素结束后一段时间内气囊压力可恢复至原来水平。因此,在气囊管理过程中不可盲目地调整气囊压力,盲目调整可能会导致气囊皱褶增大,增加漏气和误吸风险,同时增加医务人员的工作量。

（王　蕾　陈孝婷）

▶ 参考文献 ◀

[1]孙翠文,吴允东,吕小红,等.三种不同经口气管插管固定方法的效果比较[J].实用医学杂志,2013,29(18):3029-3031.

[2]郑色爱,林月娟,谢丽琴.经鼻气管插管两种固定方法的效果观察[J].中华护理杂志,2012,47(12):1125-1126.

[3]史芝璟,朱晓敏,史云梅,等.三种气管切开套管固定方法在危重症患者中应用效果的比较[J].中国实用护理杂志,2018,34(28):2196-2199.

[4]陈捷晗,李艳娟,曹红,等.新型对扣PVC气管套管固定带的研制及临床应用[J].护理研究,2016,30(26):3311-3312.

[5]中华医学会呼吸病学分会呼吸治疗学组.人工气道气囊的管理专家共识(草案)[J].中华结核和呼吸杂志,2014,37(11):816-819.

[6]施毅.中国成人医院获得性肺炎与呼吸机相关性肺炎诊断和治疗指南(2018年版)[J].中华结核和呼吸杂志,2018,41(04):255-280.

[7]张金秋,刘钰,潘菲,等.人工气道气囊压力影响因素及监测方法的研究进展[J].中华现代护理杂志,2020,26(30):4161-4165.

[8]通耀威,谢志毅,蒋晓芳,等.人工气道气囊压力监测及影响因素的研究进展[J].实用临床

医学,2020,21(05):86 - 91.

[9] 陈名桂,魏琳,张晓璇,等. ICU 气管插管患者气囊压力监测最佳频率的循证实践[J]. 护士进修杂志,2020,35(07):611 - 614.

[10] 蒙丽英,黄玲. 成人机械通气患者气囊管理的护理研究进展[J]. 现代医药卫生,2020,36(10):1493 - 1495.

[11] OKGUN ALCAN A , YAVUZ VAN GIESBERGEN M , DINCARSLAN G , et al. EFFECT of patient position on endotracheal cuff pressure in mechanically ventilated critically ill patients [J]. Aust Crit Care,2017,30(5):267 - 272.

[12] CHENELLE C T , I TAGAKI T , FISHER D F , et al. PERFORMANCE of the PneuX system: a bench study comparison with 4 other endotracheal tube cuffs[J]. Respir Care,2017, 62(1): 102 - 112.

第八章

人工气道廓清管理

人工气道患者气道廓清功能下降是由于黏液纤毛运动下降以及不能有效咳嗽。黏液纤毛运动下降是由于人工气道的存在,吸痰引起的气道黏膜损伤、吸入气体未充分湿化、高浓度氧、药物以及潜在的肺部疾病。咳嗽的有效性受损是由于人工气道的存在以及意识状态下降。人工气道患者可以采用气道分泌物清除技术来帮助气道廓清,方法包括气道分泌物吸引,雾化吸入药物治疗,体位引流、振荡排痰等物理治疗。

第一节 人工气道分泌物吸引技术

一、气道内吸引

(一)吸引方式

人工气道内的分泌物常用吸引的方法来清除,吸引方式存在开放式和密闭式两种。一般情况下应选择开放式气道内吸引,即将患者的人工气道与呼吸机的连接断开后,吸痰管通过人工气道置入气道内进行吸引的方法。如果符合以下条件之一,宜选择密闭式气道内吸引:呼气末正压≥10 cmH$_2$O(1 cmH$_2$O≈0.098 kPa);平均气道压≥20 cmH$_2$O;吸气时间≥1.5 s;吸氧浓度≥60%;断开呼吸机将引起血流动力学不稳定;有呼吸道传染性疾病(如肺结核);呼吸道多重耐药菌感染。但密闭式气道内吸引可影响呼吸机的触发,并且不能降低呼吸机相关性肺炎的发生率。图8-1为临床常用的密闭式吸痰装置。

(二)吸引时机

气道内吸引应按需实施。至少每2 h通过肺部听诊等方式评估一次气道内吸引指征。阳性指征包括:在大气道处听诊可闻及肺部粗湿啰音;肉眼可见人工气道口有分泌物溢出;考虑与气道分泌物相关的血氧饱和度下降和(或)血气分析指标恶化;排除呼吸机管路抖动和积水后,呼吸机监测面板上流量和(或)压力波形仍呈锯齿样改变;考虑与气道分泌物增多相关的机械通气时潮气量减小,或容量控制机械通气时吸气峰压增大。

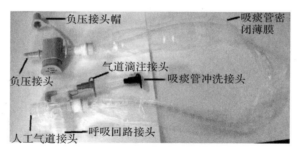

图 8 – 1 密闭式吸痰装置

(三)吸痰管型号选择

吸痰管型号应根据人工气道的管径来确定,吸痰管外径应不超过人工气道内径的50%。吸痰管的粗细常用 French 单位(F)表示。French 单位是用导管的外径周长表示的〔周长 = 外径 × 3.1416(π)〕。气管插管的型号是以其内径确定的,如 7 号的气管插管,即气管插管的内径为 7 mm,而吸痰管是以 French 单位表示的,因此评估吸引(吸痰)管的粗细需要换算。常用气管插管型号与吸引管型号的对应关系见表 8 – 1。

表 8 – 1   气管插管型号与吸痰管型号的规格对应表   单位:mm

气管插管		气管切开管		吸引(吸痰)管	
型号	内径 ± 公差	型号	内径 ± 公差	型号	外径 ± 公差
—	—	—	—	4.0	1.33 ± 0.10
—	—	—	—	4.5	1.50 ± 0.10
—	—	—	—	5.0	1.67 ± 0.10
4.0	4.0 ± 0.15	—	—	6.0	2.00 ± 0.10
4.5	4.5 ± 0.15	—	—	6.5	2.17 ± 0.10
—	—	—	—	7.0	2.33 ± 0.10
5.0	5.0 ± 0.15	—	—	7.5	2.50 ± 0.10
5.5	5.5 ± 0.15	—	—	8.0	2.67 ± 0.10
6.0	6.0 ± 0.15	—	—	9	3.00 ± 0.15
6.5	6.5 ± 0.2	6.5	6.5 ± 0.2	—	—
7.0	7.0 ± 0.2	7.0	7.0 ± 0.2	10	3.33 ± 0.15
7.5	7.5 ± 0.2	7.5	7.5 ± 0.2	—	—
8.0	8.0 ± 0.2	8.0	8.0 ± 0.2	12	4.00 ± 0.15
8.5	8.5 ± 0.2	8.5	8.5 ± 0.2	—	—

气管插管		气管切开管		吸引(吸痰)管	
型号	内径 ± 公差	型号	内径 ± 公差	型号	外径 ± 公差
9.0	9.0 ± 0.2	9.0	9.0 ± 0.2	14	4.67 ± 0.20
9.5	9.5 ± 0.2	9.5	9.5 ± 0.2	—	—
10.0	10.0 ± 0.2	10.0	10.0 ± 0.2	15	5.00 ± 0.20
10.5	10.5 ± 0.2	10.5	10.5 ± 0.2	—	—
11.0	11.0 ± 0.2	11.0	11.0 ± 0.2	16	5.33 ± 0.20

注:某型号气管插管或气管切开管应选择同一行对应的或更小型号的吸引(吸痰)管。

(四)操作要点

1. 吸引负压应控制在 −150 ~ −80 mmHg(约 −20 ~ −11 kPa)。

2. 吸引之前与吸引之后应给予 100% 氧气吸入 30 ~ 60 s。

3. 吸引过程中应尽量减少对隆突的损伤和刺激,以防止并发症的发生,因此吸痰管插入深度不宜过深,通常深度以不超过人工气道长度,刚到其尖端,不刺激气道壁为宜。置入过程中感觉有阻力或刺激咳嗽时,应将吸痰管退出 1 ~ 2 cm,然后轻柔旋转提吸。

4. 从置入到退出吸痰管,宜在 15 s 内完成。吸引过程中,应先进行口咽部和(或)鼻咽部吸引,再进行气道内吸引。更换吸引部位时,应更换吸痰管。

5. 吸引过程中应观察患者的面色、呼吸、血氧饱和度、心率/律和血压。吸引后应评估患者的血氧饱和度、呼吸音和机械通气波形,记录吸引物的颜色、性状和量。

6. 每次吸引结束后应及时、充分地冲洗管路。密闭式气道内吸引应使用灭菌注射用水或无菌生理盐水,开放式气道内吸引可用清水。

二、声门下分泌物清除技术

人工气道患者,插管时间超过 48 ~ 72 h,尤其是气管插管后口咽部和上气道分泌物较多的患者,宜使用带有声门下吸引的气管导管(SSD 导管)(图 8 − 2),每 1 ~ 2 h 进行声门下吸引。声门下吸引有持续吸引与间歇吸引两种方式。国内人工气道气囊管理的专家共识指出 SSD 导管在使用过程中仍存在一定的局限性,即使用不当可造成气道黏膜损伤,特别是持续声门下吸引方式,因此倾向于使用间歇吸引方式。

成人机械通气患者声门下吸引操作应注意以下几点:持续和间歇声门下吸引方式两者之间在预防 VAP 的发生上无显著差别,但持续性吸引方式不良反应较多(如黏膜损伤),宜进行间歇声门下吸引;采用间歇声门下冲洗结合持续声门下吸引可降低声门下吸引导管堵塞的发生率;气流冲击法清除声门下分泌物安全有效,推荐采用呼吸机吸气屏气键联合气囊充放气方式;建议持续声门下吸引使用 20 mmHg(1 mmHg≈0.133 kPa)负压,间歇声门下吸引使用 100 ~150 mmHg 负压,负压大小可考虑不同黏稠度分泌物调节,确保正确的负压吸引压力及气囊压力,避免黏膜损伤。监测气囊压力,保证其始终维持在 25 ~30 cmH$_2$O(1 cmH$_2$O≈0.098 kPa),建议采用自动充气泵维持气囊压,无该装置则每隔 4 h 手动测量和记录气囊压。

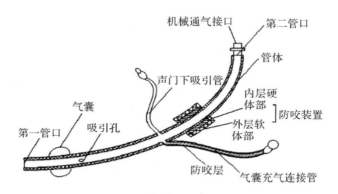

图 8 -2　SSD 导管示意图

第二节　人工气道患者的胸部物理治疗

人工气道患者,其气道分泌物的吸引清除技术仍是主要的方法。但吸引导管到不了的周围支气管需要采用体位引流、俯卧位通气、胸部震荡等胸部物理治疗方法辅助清除气道分泌物、改善通气分布。

胸部物理治疗(chest physical therapy,CPT)可能有助于降低呼吸机相关性肺炎与肺部感染发生率,但不能缩短机械通气时间与 ICU 住院时间。机械振动排痰效果优于手动叩背,体位引流联合手动或机械振动排痰效果优于单一方案,高频胸壁振荡的排痰效果优于其他机械振动排痰。胸部物理治疗前给予雾化吸入可能增加痰液排出量。对于有人工气道的患者,气管镜联合振动排痰显著增加气道分泌物的清除量。

一、体位引流技术

体位引流治疗是利用重力作用使肺、支气管内分泌物移动、引流排出体外,因而又称重力引流。其基本原则是使病变部位放在高位,引流支气管的开口方向朝下,以促进分泌物的引流,改善动脉氧合,缓解呼吸困难。机械通气患者的体位引流,包括将患者置于不同的体位,以引流不同肺段的痰液。对于人工气道患者,在肺不张和肺萎缩的治疗上,这项治疗的疗效等同于支气管镜检查,但是对于少痰或无痰的处于气管插管早期的患者,体位引流的益处不大。

（一）常规体位引流

对机械通气患者推荐采用以下体位：①仰卧位；②左侧在上，45°转动旋前；③右侧在上，45°转动旋前；④返回仰卧位；⑤其他体位：10°右侧在上的仰卧，45°转动旋前，头抬高45°。然而没有证据支持对没有分泌物潴留的患者需要预防性应用体位引流治疗。急危重症患者和痰液很少的患者，体位引流几乎没有益处，并存在低氧血症、高碳酸血症、颅内压增高、急性低血压、肺出血、疼痛、呕吐、误吸、支气管痉挛和心律不齐等潜在危险。

（二）俯卧位通气技术

俯卧位通气作为一种特殊的体位引流方式，是中、重度急性呼吸窘迫综合征（ARDS）患者重要的治疗措施之一，可有效改善患者氧合，降低病死率。该技术将在本章第三节作详细阐述。

二、胸部震荡技术

（一）振动排痰技术

1.手动叩背　手动叩背排痰是用手叩打胸背部，间接震动附着于气管壁与肺泡周围的痰液，使其松脱后易于排出体外的技术。手动叩背是将手掌微屈凹陷，以腕部运动来叩击患者的胸背部，实际操作中简单易行。目前临床上虽然多采用振动排痰机代替实现，但对于高龄、心功能较差患者以及在操作空间、时间不便时，手动叩背仍是最佳选择。

2.机械振动排痰机　振动排痰机是一种通过振动起到痰液松动而利于咳出的机器。大多数研究者发现，10 Hz 和 15 Hz 频率震动对清除呼吸道分泌物，尤其是排出黏稠分泌物层最为有效。

（二）高频胸壁震荡排痰技术

高频胸壁振荡（high—frequency chest wall oscillation），又称高频胸壁压缩（high—frequency chest wall compression）或高频胸部压缩（high—frequency chest compression），是胸部物理治疗的一种方式，将快速的压力冲击施加于胸壁或上气道协助患者排除气道分泌物，可以应用于胸廓或直接用于气道，增强排痰能力，是一种安全、高效且操作简便的辅助排痰方式。

对于长期机械通气患者，高频胸壁振荡也可能是一种安全、舒适、有效的插管后气道廓清方式，但对脱机成功率无明显影响。临床上常使用"振动马甲"（图8-3），马甲是用来输送高频体外胸壁振动的装置。高频胸壁震荡时需要注意 4 个方面：即背心、振荡频率、强度和时间。危重患者由于有较多的管路系统，常以胸带式为主；振荡频率以 Hz 为单位，一般选择 10～14 Hz，平均 12 Hz；震荡强度不固定，主要取决于患者舒适度和配合度；振荡时间以每次 15～30 min 为宜，2～3 次/d。但危重患者耐受性较差，减少每次振荡时间,而增加使用的次数为佳,以每次 15 min、4 次/d 较好。

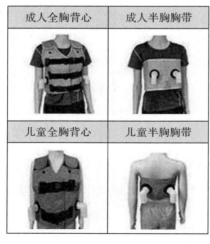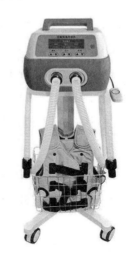

图 8-3　高频胸壁振荡装置

三、内振荡技术

(一)呼气末正压震荡技术

呼气末正压(positive end expiratory pressure,PEEP)、振动呼气末正压(oscillatory positive expiratory pressure,OPEP)可推荐用于慢性阻塞性肺疾病、支气管扩张、囊性纤维化患者的气道廓清,相对常规物理治疗疗效更明确,治疗效果取决于所选装置、设定阻力以及患者的依从性。

(二)肺内叩击通气技术

肺内叩击通气和高频胸壁振荡均能改善重度慢性阻塞性肺病患者的肺功能和生活质量。与高频胸壁振荡相比,肺内叩击通气在改善小气道阻塞和呼吸肌力量相关的肺功能指标、健康状况评估量表评分以及减少痰中炎性细胞方面更有效;在治疗术后肺不张和清除慢性阻塞性肺部疾病患者痰液方面,肺内震动通气比胸部叩击和体位引流更有效。

第三节　俯卧位通气技术

俯卧位通气(Prone position ventilation,PPV)技术是近年国际上常用的治疗急性呼吸窘迫综合征(ARDS)的方法。2017 年欧洲重症医学会和美国胸科协会强烈推荐严重ARDS 患者行俯卧位通气治疗,但由于该操作需要规范化指导及团队配合,该技术在全球范围内用于临床 ARDS 患者比例仅 16.3%,我国为 8.7%。2020 年中华医师学会重症医学分会发表《急性呼吸窘迫综合征患者俯卧位通气治疗规范化流程》以推动俯卧位通气技术在国内规范有序开展。除了改善 ARDS 患者的氧合状态,PPV 另一个适应证是用于坠积性肺炎患者的体位性痰液引流,原理同样是利用重力使深部痰液顺利引流。本节将结合国内外临床实践指南和临床研究对俯卧位通气规范化操作流程进行详细阐述。

一、俯卧位通气的适应证及禁忌证

(一)PPV 的适应证

中/重度的 ARDS 为 PPV 的强适应证。具体为:当呼气末正压(PEEP)≥5 cmH$_2$O (1 cmH$_2$O≈0.098 kPa),氧合指数 ≤150 mmHg(1 mmHg ≈ 0.133 kPa)时应积极行俯卧位通气。当 PPV 作为体位引流措施时适用于所有深部痰液不能顺利引流者。

(二)PPV 的禁忌证

俯卧位通气无绝对禁忌证,相对禁忌证包括:①严重血流动力学不稳定;②颅内压增高;③急性出血性疾病;④颈椎、脊柱损伤需要固定;⑤骨科术后限制体位;⑥近期腹部手术需限制体位者或腹侧部严重烧伤;⑦妊娠;⑧颜面部创伤术后;⑨不能耐受俯卧位姿势。

二、俯卧位通气的实施

为推动 PPV 在国内规范化推广,中华医学会重症医学分会呼吸学组于 2020 年发表了《急性呼吸窘迫综合征患者俯卧位通气治疗规范化流程》,见图 8-4。必须要强调的是,PPV 的临床操作需要团队协作,在实践操作之前必须进行严格的团队训练及考核,以避免在搬运过程中出现重症患者管路意外移位甚至脱管。

(一)位置与分工

第一人:位于床头,负责呼吸机管路的妥善固定、头部的安置及发出口令。第二人:位于左侧床头,负责监护仪导联线、左侧上身导管的安置。第三人:位于左侧床尾,负责导尿管及左侧下半身各类导管的安置。第四人:位于右侧床头,负责该侧静脉置管及右侧上半身各类导管的安置。第五人:位于右侧床尾,负责右侧下半身各类导管的安置。

患者生命体征由位于监护仪对侧的医护人员查看。如患者进行体外膜肺氧合(ECMO)治疗,人力条件允许,建议增加第六人专门负责确认 ECMO 管道是否在位、通畅,并监测 ECMO 机器运转情况。

(二)翻转方法及操作后处理

俯卧位后应注意保持人工气道及血管通路的通畅,避免胸腹部受压,同时应注意保护易受压部位,避免压疮发生:①将 60 cm×90 cm 护理垫分别置于患者胸前及会阴部,吸水面朝向患者皮肤;②将 2 个圆柱形枕分别置于患者胸部及髂峰处护理垫上,男性患者注意避开生殖器部位;③将翻身单覆盖在圆柱形枕头上,患者双手置于两侧紧贴身体;④由位于头侧的第一人固定住患者的人工气道及呼吸机管路,其余 4 人将患者身上、身下两层翻身单边缘对齐,将其同时向上卷翻身单至最紧,固定住患者其他导管;⑤由第一人发出口令,并与其他四人同时将患者托起,先移向病床一侧;⑥确认患者及管道安全后,听第一人口令同时将患者翻转为90°侧卧位,然后5人同时将患者(由左向右或右向左)进行180°翻转至俯卧位;⑦将患者头偏一侧,头下垫护理垫与减压枕,留出足够高度,确保人工气道通畅,便于吸痰操作;特殊情况如:颈部强直的患者应给予一定的镇静镇痛,气管切开的患者需保证颈部悬空,留有操作空间;⑧确认圆柱形枕位置恰当,整理确认各导管是否在位通畅,导线固定,摆放肢体于功能位。

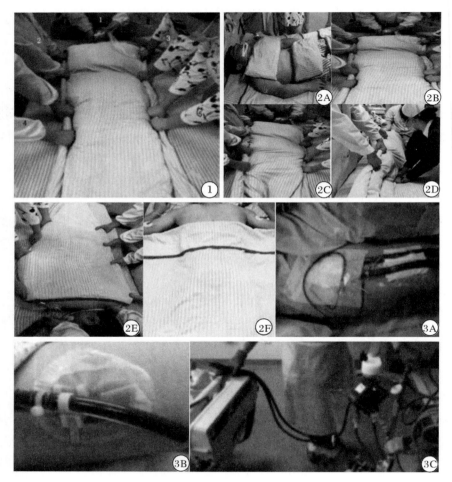

注:1.护理人员站位及分工,尤其注意保护气管插管等管路固定良好;2A-2F.护垫放置及翻身过程;3A-3C.检查各项管路是否在位、连接是否良好。

图8-4　PPV操作示意图

引自:中华医学会重症医学分会重症呼吸学组.急性呼吸窘迫综合征患者俯卧位通气治疗规范化流程[J].中华内科杂志,2020,59(10):781-787.

（三）俯卧位通气结束操作流程

①俯卧位通气结束后，清理呼吸道及口鼻腔分泌物；②将患者胸前电极片移至肩臂部；③先由第一人明确人员分工及职责，各自妥善固定好所负责的管路，由第一人发出口令，其余人员同时将患者托起，先移向病床一侧，然后将患者转为侧卧位，撤除患者身上的敷料及软枕，整理好病床，将患者摆放至需要的体位；④生命体征平稳后将心电监护接至胸前；⑤整理各管路，重新妥当固定；⑥清洁颜面部，更换气管插管固定胶布，进行口腔护理。

（四）俯卧位通气时间

目前俯卧位通气持续时间尚有争议，建议不小于 12 h，但当出现明显并发症时（如恶性心律失常或严重血流动力学不稳定时）需考虑随时终止俯卧位通气。

三、俯卧位通气并发症预防

（一）非计划性拔管

翻转前确认好翻转方向，根据方向将所有导管及设备导线预留出足够长度；有效固定；翻身前妥善整理放置各项管路；暂时夹闭非紧急管道。每日检查导管留置的必要性，及时撤除不必要导管，一旦不慎出现某个导管的移位或脱出，应立即评估患者是否存在生命危险，并在立即处理危及患者生命的情况后择期将导管回位或重新置管。

（二）血流动力学紊乱

俯卧位通气过程中，可能因体位的改变或输液及血管活性药物的非计划性中断而影响血流动力学，导致血压的急剧波动或新发心律失常等。因此，在翻身及俯卧位通气过程中应持续进行动脉血压、心电图及氧饱和度的监测。对血流动力学不稳定者，在俯卧位通气前评估体位改变可能对血流动力学的影响，并做好相应准备，如血管活性药物、输液或抗心律失常药物等。俯卧位通气过程中，如出现危及生命的血流动力学紊乱，应立即进行有针对性的处理，并终止俯卧位通气。

（三）压力性损伤

重点减压部位（眼部、额部、脸颊、手部、髋部、膝盖、足部、脚趾、肩部、肘部、胸前区、会阴部）使用泡沫型减压敷料，尤其注意患者眼部保护，每 2 h 更换头部方向 1 次。若出现压力性损伤应增加营养、积极纠正水肿，给予高蛋白、高维生素、高热量饮食。同时涂抹促表皮生长因子、可吸收型美皮康敷料保护，促进创面愈合。接受 ECMO 治疗的患者进行俯卧位通气治疗时，各种导管、仪器的固定及预防压力性损伤尤为重要，可使用椭圆形泡沫减压敷料以便于固定，减轻局部受压。对 ECMO 导管的意外脱出需非常谨慎，若人员充足，在翻身的过程中需单独增派一人管理 ECMO 导管。

（肖　锐　应　淞）

参考文献

[1]中华护理学会团体标准:T/CNAS 01 – 2019[S].2019.

[2]人工气道患者声门下吸引护理操作标准:T/SXNA 001 – 2020[S].2020.

[3]中国病理生理危重病学会呼吸治疗学组.重症患者气道廓清技术专家共识[J].中华重症医学电子杂志(网络版),2020,6(3):272 – 282.

[4]Cho PSP, Birring SS, Fletcher HV, et al. Methods of Cough Assessment [J]. J Allergy Clin Immunol Pract, 2019, 7(6): 1715 – 1723.

[5]王辰,袁月华(译).机械通气精要[M].北京:人民卫生出版社,2018:306 – 307.

[6]中华医学会呼吸病学分会呼吸治疗学组.人工气道气囊的管理专家共识(草案)[J].中华结核和呼吸杂志,2014,37(11):816 – 819.

[7]魏亚倩,曹子璇,包芸,等.成人机械通气声门下吸引策略的最佳证据总结[J].护士进修杂志,2020,35(10):883 – 888.

[8]俞森洋.机械通气临床实践[M].北京:人民军医出版社,2018:387 – 399.

[9]JIANG C, ESQUINAS A, MINA B. Evaluation of cough peak expiratory flow as a predictor of successful mechanical ventilation discontinuation: a narrative review of the literature [J]. J Intensive Care, 2017, 5: 33.

[10]SOHN D, PARK GY, KOO H, et al. Determining Peak Cough Flow Cutoff Values to Predict Aspiration Pneumonia Among Patients With Dysphagia Using the Citric Acid Reflexive Cough Test [J]. Arch Phys Med Rehabil, 2018, 99(12): 2532 – 2539. e1.

[11]KANG SW, SHIN JC, PARK CI, et al. Relationship between inspiratory muscle strength and cough capacity in cervical spinal cord injured patients [J]. Spinal Cord, 2006, 44(4): 242 – 248.

[12]曹俊霞,蒋胤,王蓉.不同气道廓清技术在机械通气危重症患者中的应用[J].当代护士(中旬刊),2022,29(1):61 – 64.

[13]励建安,毕胜,黄晓琳(译),等.物理医学与康复医学理论与实践[M].北京:人民卫生出版社,2013(5):840 – 841.

[14]中华医学会重症医学分会重症呼吸学组.急性呼吸窘迫综合征患者俯卧位通气治疗规范化流程[J].中华内科杂志,2020,59(10):781 – 787.

第九章

人工气道雾化湿化管理

在前面的章节中我们详细介绍了 ICU 中常见的气道雾化、湿化设备及药品，本章我们将结合临床，根据国内通行的临床指南对人工气道雾化、湿化管理进行介绍。需要注意的是重症患者自主呼吸弱，人工气道建立后进一步限制了其肺廓清功能，因此在雾化、湿化管理过程中必须遵循无菌原则，防治医源性感染。此外，所有带管（人工气道）的病人需每日评估气道雾化、湿化效果以尽可能保护气道的生理功能。

第一节　人工气道的雾化管理

一、临床应用管理

（一）常规雾化吸入治疗

雾化吸入治疗操作中对患者的认知和配合能力有一定的要求，指导患者正确使用装置，有益于达到预期的效果。因此，临床工作中，优化护理操作（图 9-1），促进患者信任与配合，可以提高雾化效率，减少雾化相关不良反应的发生。

（二）机械通气雾化吸入治疗

雾化吸入治疗对于机械通气患者已很常用，吸入药物在肺部的沉降位置和沉降率受雾化吸入装置、气溶胶颗粒的大小和雾化技术管理等因素的影响。

1. 机械通气雾化治疗的种类　机械通气雾化治疗，根据呼吸机是否配备雾化功能，分为经呼吸机辅助雾化，呼吸机 - 雾化器联合雾化两大类；根据患者是否建立了人工气道，分为无创机械通气辅助雾化、有创机械通气辅助雾化两大类。

如果呼吸机未配备雾化功能，需要与雾化吸入装置配合使用。喷射雾化器需要压缩气体驱动，额外的压缩驱动气源增加了潮气量，因此选用喷射雾化器时需调整呼吸机的送气功能，下调呼吸机预设的容量或压力。如果外接气源是压缩氧气，会造成实际吸入氧浓度较呼吸机设置氧浓度高，所以慢性阻塞性肺疾病患者进行雾化吸入时，建议采用压缩空气驱动或适当下调呼吸机的预设吸氧浓度，以避免过高氧浓度对自主呼吸的抑制。当患者因触发不良,造成通气不足时,可将呼吸机模式更换为辅助 - 控制通气模式,并适当上调预设的呼吸频率,以保证有效通气量,雾化结束后恢复原参数模式。选择超声雾化器和振动筛孔雾化器时无须调整呼吸机功能设置。

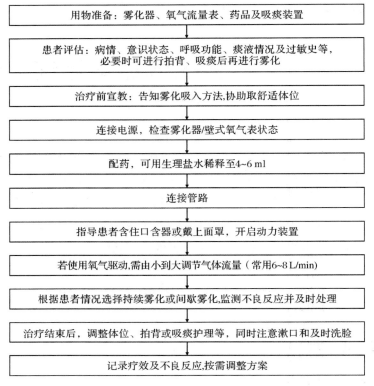

图9-1 雾化吸入疗法操作流程

引自:中华医学会呼吸病学分会.雾化祛痰临床应用的中国专家共识[J].中华结核和呼吸杂志,2021,44(4):343.

有的呼吸机如 Drager、伽利略等,配备了雾化功能,雾化器的驱动气源由呼吸机吸气相气流提供支持,是呼吸机给患者输送潮气量的一部分,因此不会影响呼吸机正常工作,并且只在患者吸气时产生气溶胶,不会造成呼气相气溶胶的浪费。但多数呼吸机向雾化器提供的驱动压力(15 psi)比压缩空气或医院常用的氧气(50 psi)小,驱动压力的减小,降低了喷射雾化器的效率,产生的气溶胶直径增大,减少了其到达下呼吸道的总量。

无创呼吸机辅助通气实施雾化吸入治疗时,漏气量越大,气溶胶吸入量越少。在进行无创通气雾化治疗前,应全面评估患者的情况,可用面罩氧疗支持的患者,考虑暂时脱机采用普通氧疗的方式进行雾化;不能脱机的患者,当使用带呼气阀的面罩时,面罩的选择应大小合适、松紧适宜,尽可能地密闭,雾化器宜置于呼气阀与面罩之间。

气管切开进行雾化吸入时,使用 T 管连接将药雾输送至下呼吸道,路径变短,与经口气管插管相比,改变了气溶胶输送的环境和方式,药物进入下呼吸道的剂量更高。

2.机械通气雾化操作流程 喷射雾化器因其结构和价格优势,临床广泛应用于机械通气的患者,但是由于品牌众多,品牌之间操作流程各不相同,为达到最佳的雾化吸入效果,掌握呼吸机联合喷射雾化器的操作要点(图9-2)及使用流程(图9-3)非常重要。

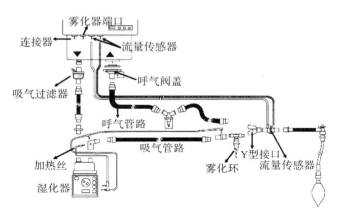

图9-2　有创呼吸机喷射雾化器连接示意图

引自:中国医师协会急诊医师分会,中国人民解放军急救医学专业委员会.雾化吸入疗法急诊临床应用专家共识(2018)[J].中国急救医学杂志,2018,38(7):567.

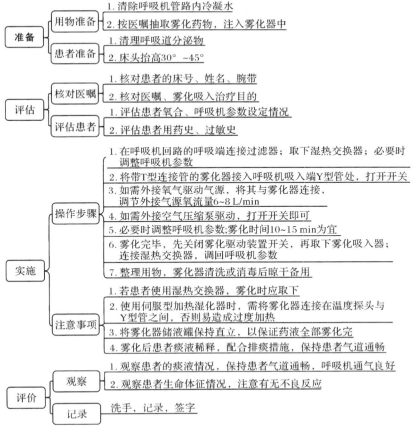

图9-3　有创呼吸机喷射雾化操作流程

3. 机械通气雾化治疗影响因素

（1）雾化器　使用未配备雾化功能的呼吸机时，如需进行雾化吸入，建议选择振动筛孔雾化器，如无振动筛孔雾化器可选择喷射雾化吸入器或超声雾化器，选择喷射雾化器时需提前调整呼吸机的送气功能。

（2）过滤器　小容量雾化器（SVN）配合呼吸机雾化时，应在呼气端连接过滤器，避免雾化器产生的气溶胶对呼吸机造成损坏。另外，机械通气进行雾化吸入治疗时，约40%气溶胶通过呼吸机呼气端排到外界环境中，造成二次暴露，因此，雾化时应在呼气端连接过滤器以吸附气溶胶。过滤器需定期检测或更换，以防气溶胶的吸附造成阻塞，增加阻力，影响患者呼气，导致内源性 PEEP 的产生或增加等。

（3）加热湿化器　雾化吸入时可不关闭加热湿化器，以免长时间吸入干燥气体造成呼吸道黏膜损伤等不良反应，但若应用 SVN 需适当增加药量。当使用热湿交换器进行温湿化时，由于热湿交换器可吸附大量气溶胶，雾化吸入时需要将热湿交换器暂时取下。气管切开患者脱机后需要使用 SVN 吸入时，宜用 T 管连接。雾化时如使用简易呼吸器辅助通气，可增加进入下呼吸道的药量。

（4）呼吸机管路　雾化吸入时应避免呼吸机管路打折，以减少雾化药物沉积在呼吸机管路中，防止输送至下呼吸道的药量降低。无创机械通气患者接受雾化吸入治疗时管路和面罩应尽可能地密闭，雾化器置于呼气阀与面罩之间，减少气溶胶排向周围环境，提高气溶胶输送效率。

（5）呼吸机设置　高流量可产生涡流，涡流中的气溶胶很容易发生碰撞而形成较大的液滴，无法进入下呼吸道。因此，雾化吸入时宜设置低流量，方波送气及较长的吸气时间，以有利于气溶胶在肺内的沉积。应用持续产生气溶胶的雾化器时，建议关闭或下调基础气流量。

（6）雾化时间　雾化时间不宜过长，一般以 10～15 min 为宜，若雾化时间过长，易导致患者触发不良，造成通气不足，呼吸困难加重。

二、感染控制管理

雾化设备及连接装置可能受到来自患者、医务工作者以及环境的病原体污染。相关研究显示，雾化吸入装置与院内细菌污染、院内感染存在相关性。因此，雾化吸入疗法有必要建立雾化感染控制系统，规范雾化吸入装置消毒及维护，减少院内感染。

（一）使用过程中管理

雾化吸入治疗过程中，患者所使用的治疗药物在医务工作者的血浆中也可检测到一定的药物浓度，即工作场所吸入药物二次暴露。机械通气患者进行雾化吸入治疗时，40%气溶胶通过呼吸机排向外界环境中，易造成医务工作者和同病室患者感染。同时，由于医疗操作的不当,如呼吸机管路污染等易引起患者再次被感染。因此,在进行雾化治疗过程需采取一定的安全措施。

1.操作过程中,医务工作者应戴好口罩、帽子。

2.严格执行无菌操作和消毒灭菌制度。

3.雾化装置与呼吸机 Y 型管连接时,注意无菌原则,避免污染呼吸机管路。

4.机械通气患者进行雾化吸入治疗时,在呼气末端连接过滤器。

5.有呼吸道传染病患者不宜与其他患者同室进行雾化,同类型的呼吸道疾病患者相对集中管理。

6.操作前后,严格执行手卫生。

(二)雾化喷雾装置清洁与维护管理

雾化吸入装置的日常使用建议包括:①复用性雾化器(包括面罩或口含器)应专人专用、一用一消毒(清洁),防止交叉感染;②配备药液时应注意无菌操作;③推荐使用单一剂量的雾化剂型,当配备多种药物时,需注意避免药物污染;④存放雾化器的容器应保持干燥、清洁,以防污染。

1.雾化器的清洗与消毒　雾化吸入装置使用后,面罩或口含器内壁可附着细菌。为避免交叉感染,可选择一次性使用管路、面罩或口含器。如需重复使用,应做到专人专用,使用后对储药池、面罩或口含器彻底清洗或消毒,晾干后封闭存放,避免雾化吸入装置成为新的感染源。在进行雾化器清洗、消毒前应分辨产品类型并仔细阅读产品说明书,筛孔及超声雾化器应遵循说明书指定的操作流程进行清洗与消毒。在进行筛孔雾化器清洗时,应当注意勿触摸筛孔,以免损坏雾化器组件。

针对不同雾化吸入装置的产品特性,生产厂商提出了不同的消毒方式。不同消毒方式的功效存在差异,研究结果显示,使用消毒溶液浸泡后无菌水冲洗的方法是清洁雾化器装置的首选方式。调查报告指出,雾化器不正确清洗、维护和消毒可能导致雾化器的性能改变。因此,根据厂家特定的说明进行雾化器清洗、消毒是必要的,应依据产品说明书建议,每周进行 1～2 次消毒。对耐高温的雾化器可采用煮沸法进行消毒,清洗后将各种部件完全浸没于水中,水沸腾后维持≥10 min(从水沸腾时开始计消毒时间,中途加入物品应重新计时)。煮沸消毒完毕后应立即取出进行干燥,再重新组装并保存备用。

喷射雾化装置清洗及消毒的操作流程:

(1)雾化器日常使用后的清洗及干燥(每次使用后清洗)

①进行清洗操作前先洗手。

②将所有雾化器部件拆卸,移除并摆放好连接管(不需要清洗),流动水清洗其余雾化器部件。

③用无菌水或蒸馏水冲洗雾化器各部件;甩掉多余水分,自然晾干;将干燥后的部件

重新组装,保存备用。

（2）雾化器的消毒及干燥（每周消毒 1~2 次）

①消毒操作前先洗手。

②将所有雾化器部件拆卸,移除并摆放好连接管（不需要消毒）,清水浸泡雾化器各部件。

③根据产品厂商建议进行基本的雾化器消毒,将雾化器部件完全置于消毒液中浸泡。消毒溶液可选用 70% 异丙醇溶液,浸泡 20~30 min,耐高温的雾化器也可选用煮沸方法进行消毒。

④用无菌水或蒸馏水冲洗雾化器部件;甩掉多余的水分,自然晾干;重新组装雾化器部件并保存备用。

2. 雾化吸入装置的干燥与保存　由于细菌易在阴暗潮湿的环境下繁殖,已清洗或消毒的雾化吸入装置应彻底晾干后存放于清洁、干燥的环境中。

第二节　人工气道的湿化管理

一、湿化方式的选择

（一）加热湿化器（HH）

加热湿化器能为患者吸入的气体独立提供额外水蒸气和热量,分伺服型和非伺服型。伺服型主动加热湿化器为双加温方式,湿化器和呼吸回路均有加热作用,可使出口处气体温度为 37℃,相对湿度达到 100%。非伺服型加热湿化器通过调节底座上的加热挡位来调节湿化罐内的水温,会产生不同温度和湿度的气体,但气体经过加热湿化后需经过管路传送,实际上到达患者端时气体的温湿度受管路所处的环境温度、通风条件以及通气量等多种因素影响。对于 ARDS、无创机械通气、机械通气撤机、HME 禁忌使用的患者及极低体重新生儿,应首选 HH。长期机械通气患者首选含加热导丝的伺服型加热湿化器。

（二）热湿交换器（HME）

热湿交接器可留存患者呼出气体的热量和水分,使呼出气体中约 70% 的热量和水分被重新吸入,主要适用于急诊、麻醉、转运和 ICU 短期机械通气的患者。带过滤功能的 HME 用于结核、SARS 等呼吸道传染病的患者,可减少对病房环境的空气污染。HME 的放置位置会影响温湿化效果,将 HME 直接放置于气道处的效果最好,但易被气道分泌物堵塞。将 HME 放置于 Y 型管处,湿化作用较好,且能避免被气道分泌物堵塞。

二、湿化温度的设定与监测

正常呼吸时上呼吸道会给肺泡提供 75% 的热量和水分,气管内的湿度保持在 36~

40 mg/L之间,气体到达隆突时最佳湿度水平是 44 mg/L(相对湿度 100%,气体温度 37℃)。对有创机械通气患者进行主动湿化时,湿化装置需要将气体的湿度水平达到 33~44 mg/L,温度达到 34℃~41℃,相对湿度达到 100%,来保证人工气道内分泌物的有效排出。

应用 HME 时,美国标准协会推荐:绝对湿度≥30 mg/L;美国呼吸治疗协会(AARC)主张绝对湿度水平≥30 mg/L。

非伺服型加热湿化器加温加湿效果受多种因素影响。条件许可情况下,可在气道开口端对温湿化后的吸入气体进行监测,调节加热挡位使吸入气体的温度为 37℃。伺服型加热湿化器在湿化罐出口处和 Y 形接头吸气端各放置一个温度传感器,在吸气和呼气回路里放置加热导丝,通过调节加热导丝的相对加热程度来改变相对湿度,通过实时监测吸入气体的温度,来确保吸入气体端温度达到预设值。由于机械通气时通常会在人工气道和呼吸机 Y 形接头之间连接一段螺纹管,气体经过螺纹管时温度会下降,因此需提高 Y 形管处温度达到 39℃~40℃。若直接将人工气道与 Y 形接头相连,只需调节 Y 形接头处温度达 37℃即可。

三、湿化液的选择及加注方式

(一)湿化液的选择

1.灭菌注射用水 灭菌注射用水用于分泌物多且黏稠的患者。灭菌注射用水属于低渗液体,具有较强的痰液稀释作用,有利于痰液的稀释和排出,不含任何杂质,作为常规呼吸道湿化液被大力推广。但是,有学者认为长时间应用灭菌注射用水,会引起湿化过度。

2.1.25% 的碳酸氢钠溶液 有血痂、痰痂的患者使用浓度为 1.25% 碳酸氢钠溶液作为湿化液,可在局部形成弱碱性环境,改变环境内 pH 值,软化痰痂、稀释痰液,促进痰液排出。患者呼吸道内弱碱性环境还能够预防革兰阴性杆菌及真菌感染。但临床应用时需要合理控制碳酸氢钠用量,用量过大会引起组织水肿、碱中毒、肌肉水肿及肌肉抽搐等现象。

3.0.45% 的氯化钠溶液 0.45% 氯化钠溶液为低渗液,进入气道内水分蒸发后,渗透压与人体生理需求一致,可使患者气道内痰液逐渐变稀薄,呼吸道纤毛运动增强,降低了痰栓、痰痂的发生风险。

(二)湿化液的加注方式

目前湿化液的加注方式主要分为 2 种:间断加注湿化液和持续滴注湿化液。

1.间断加注湿化液 随时观察湿化液水位下降情况,平均 3~4 h 加液一次。一次性加水过多,短时间内水温达不到预设温度,进入下呼吸道的气体温度降低,可使气管平滑肌痉挛造成通气障碍,也增加机体热量消耗。同时,分离呼吸机管路与湿化罐加注液体,可造成呼吸机漏气低压报警,患者通气不足,血氧饱和度下降等。如未能及时加水,会造成湿化器干烧以致损坏,未经湿化的气体直接进入下呼吸道,会引起不良后果。

2. 持续滴注湿化液   持续滴注方法可以保证湿化罐里的湿化液是适量的,使人工气道保持良好的持续湿化状态,痰痂的形成减少,护理工作量减轻,减少了频繁操作引起的感染可能。

因此,如果硬件以及经济条件允许,目前首选的方式是持续滴注湿化液。为加强呼吸机湿化罐加注液体的管理,应注意一体式的湿化罐与输液器每周更换一次,湿化罐与输液器分开式的,输液器每日更换一次。

四、湿化装置的更换频率

HME 厂家推荐每 24 h 更换一次,但是多项研究发现同一 HME 应用时间可长达 48 h,并不会增加患者发生呼吸机相关性肺炎和其他不良事件的风险;还有研究报道指出,同一 HME 的应用时间长达 96 h 时,其工作性能也并未受到影响。但为了患者安全,需强调以下几个方面:①必须排除存在禁忌证的患者,如低体温、支气管胸膜瘘等;②必须确定气道通畅度;③如存在明显污染,必须更换 HME;④必须把 HME 垂直固定于气管导管。在不危及患者安全的前提下,延长 HME 使用时间可以降低医疗花费,但是应当加强监测,当 HME 被气道分泌物污染时,须及时更换。

主动加热湿化器可以避免空气细菌污染,但易产生较多的冷凝液,易有细菌寄居。另外,呼吸机管路更换消毒也是影响呼吸机相关性肺炎(VAP)的一个重要因素。相关研究发现 7 d 或更长时间更换 1 次管道,并不增加 VAP 发生率,反而轻微减少其发生率,同时降低了相关的医疗费用。因此,推荐每 7 d 更换一次呼吸管道,既不增加 VAP 的发病率,又降低医疗费用。

五、湿化效果的评估

客观地对湿度进行评价是比较困难的,美国呼吸治疗协会(AARC)推荐应常规监测分泌物的量,根据气道痰液的量、黏稠度来评估湿化效果。

(一)直接观察冷凝水法

1. 螺纹管中的冷凝水   研究发现冷凝水与经过 HME 的气体的绝对湿度之间存在相关性,这种方法可以用于 HH 和 HME,但是不够精确,只能计算气体相对湿度大致水平,无法准确评价气体的含水量。

2. 湿化罐内壁的冷凝水   这种方法在较低室温研究中得到验证,评级标准:①干燥;②可见水蒸气;③可见水蒸气和少量小水滴;④可见大量水滴但未完全覆盖湿化罐内壁;⑤可见大量水滴几乎完全覆盖湿化罐内壁。

3. 软管内的冷凝水   对应的评级标准为:①干燥;②仅能看到湿气;③能看到湿气及

少许水滴;④湿气及较多水滴;⑤湿气及大量水滴;⑥积水(形成水流)。

(二)根据痰液黏稠度判断

在吸痰过程中根据痰液性状和吸痰管内壁的附着情况,将痰液黏稠度分为3度:Ⅰ度为痰液如米汤样或泡沫状,吸痰后无痰液残留在吸痰管壁;Ⅱ度为痰液较黏稠,吸痰后少量痰液黏附着于吸痰管内壁,易被冲洗干净;Ⅲ度为痰液外观明显黏稠,常呈黄色,吸痰管内壁滞留大量痰液且不易被冲洗干净。不同评价者用此方式判断也可能存在较大差异。

(三)人工气道的痰量分级

人工气道的痰量分级标准为:①没有或者只在吸痰管外侧有少量痰迹;②只在吸痰管顶端内侧有痰液;③吸痰管内充满痰液;④吸痰时间少于12 s;⑤大量痰液,吸引时间大于12 s。

气道湿化应综合考虑患者各方面因素,制订科学合理的个体化湿化方案。目前尚未有关于长期机械通气中加温加湿方法的共识,临床实践中可根据患者的具体情况选择正确和适宜的方法。更多临床病例观察以及进一步的研究结果将对人工气道湿化方法和湿化液的选择提供更加充分的理论依据。

(王　蕾　肖　锐　陈孝婷)

参考文献

[1]王静,皮红英.两种不同气道湿化方法对气管切开患者影响的 Meta 分析 [J].中华危重病急救医学,2016,28(1):63 - 69.

[2]刘英,肖涛,张小红,等.国内气管切开术后非机械通气患者气道湿化方法的网状 Meta 分析[J].中国实用护理杂志,2019(29):2304 - 2309.

[3]周苹,席淑新,耿敬,等.湿热交换器应用于全喉切除患者人工气道管理的研究进展[J].护理学杂志,2015,30(11):110 - 113.

[4]杨娟,刘怡素,石泽亚.文丘里装置与恒温加热湿化法在气管切开未行机械通气患者中的应用[J].解放军护理杂志,2014,31(18):75 - 76.

[5]李海艳,蓝惠兰,陈丽芳,等.颅脑疾病气管切开患者两种气道湿化方法的效果比较[J].护理学杂志,2014,29(12):18 - 20.

[6]彭耀慧,王慧玲,昌英,等.0.45% 盐水气道湿化在颅脑损伤气管切开患者中的应用效果[J].实用临床医药杂志,2017,21(18):57 - 59.

[7]徐春芳,董文平.人工气道病人气道湿化方法的研究进展[J].护理研究,2014,28(3):260 - 262.

[8]LELLOUCHE F,L'HER E,ABROUG F,et al. IMPACT of the humidification device on intubation rate during noninvasive ventilation with ICU ventilators：results of a multicenter randomized controlled trial[J]. Intensive Care Med,2014,40(2)：211 –219.

[9]MCNAMARA D G,ASHER M I,RUBIN B K,et al. HEATETED humidification improves clinical outcomes,compared to a heat and moisture exchanger in children withtracheostomies[J]. Respir Care,2014,59(1)：46 –53.

[10]DOYLE A,JOSHI M,FRANK P,et al. A change in humidification system can eliminate endotracheal tube occlusion[J]. J Crit Care,2011,26(6)：637. El –637. E4.

[11]ROUX N G,PLOTNIKOW G A,VILLALBA D S,et al. EVALUATION of an active humidification system for inspired gas [J]. Clin Exp Otorhinolaryngol,2015,8(1)：68 –75.

机械通气肺康复治疗

重症肺康复是指对呼吸衰竭、急性呼吸窘迫综合征和重症肺炎导致的机械通气及肺之外支气管扩张症、肺动脉高压、间质性肺疾病和肺癌等综合干预的措施。以改善患者ICU获得性肌无力、神经肌肉功能下降等症状来帮助患者撤机成功和降低ICU住院时间，并能有效防止或减弱住院期间的机体功能的弱化或丧失。肺康复是一种综合干预措施，其基础是对患者进行全面评估，然后进行针对患者的治疗，包括但不限于运动训练、教育和行为改变，旨在改善重症呼吸道患者的身心状况，并长期坚持健康促进行为。

第一节　机械通气患者肺康复方案

机械通气下的急性呼吸窘迫综合征（ARDS）在重症里有着较高的发病率，是一种危及生命的呼吸衰竭。机械通气时间越长，氧合指数越低。据低氧血症的严重程度将ARDS分为3类：轻度（200 mmHg < PaO_2/FiO_2 ≤300 mmHg）、中度（100 mmHg < PaO_2/FiO_2 ≤200 mmHg）和重度（PaO_2/FiO_2 ≤100 mmHg）（1 mmHg ≈ 0.133 kPa），以及与综合征发病时间、水肿起源和胸片结果相关的明确标准。

机械通气下ARDS肺功能康复方案包括呼吸机通气策略、气道管理、体位治疗、活动、呼吸锻炼等。

一、第一阶段

①气道管理：促进排痰，有效吸痰，必要时采用纤维支气管镜吸痰。②体位治疗：俯卧位通气或半坐卧位（床头抬高30°），开始每次3~6 h，每天4次，逐渐延长到每次8~12 h。③活动锻炼：被动的肢体活动及肌肉按摩每天4次；气压治疗每天4次，每次30 min；康复治疗师给予神经肌肉电刺激，每天1次。对于无意识的ARDS患者，可以通过持续被动运动（continous passible motion，cpm）来预防一定的肌肉挛缩。④注意事项：进行肺复张时严密观察病人脉搏血氧饱和度（SpO_2）、心率、血压变化，如出现血压下降、心率增快、氧合指数下降，提示缺氧加重应及时终止或告知医生调整参数。

二、第二阶段

当病人循环相对稳定或使用小剂量血管活性药维持稳定,PaO_2/FiO_2 维持在 100 ～ 200 mmHg(1 mmHg ≈ 0.133 kPa),病人清醒,上肢肌力达 3 级以上时可开始第二阶段康复:①气道管理:促进排痰,有效吸痰,必要时进行纤维支气管镜吸痰。②体位治疗:高坐位、高侧位(60°～90°),0.5～1 d/次、6 次/d。③活动锻炼:上拉橡皮绳、握力器、四肢抬高肌力训练,4 次/d,每次从 30 d 开始;带呼吸机床边坐立,1 次/d,每次从 3 min 开始,并逐渐过渡到 2 次/d。

三、第三阶段

当病人意识转为清醒,可进行呼吸肌锻炼。

1. **气道管理**　使用振动排痰机或每日扣背两次;对因分泌物不易排出致肺部中下叶不张的患者,进行振动排痰或扣背后 15～30 min。

2. **体位治疗**　前倾位:患者坐位时保持躯干前倾斜 20°～45°,增加膈肌活动度和吸气功效。

3. **活动锻炼**　腹式呼吸:鼻子吸气,肚子顺势鼓起。身体处于舒适体位,仰坐更宜;肩膀放松,呼吸时低头,吸气时间与吐气时间比例为 1∶2;吐气时嘴巴嘟起,呈吹蜡烛状;患者脱机后,锻炼过程中,呼吸频率、心率较之前增快,或血压较之前增高应给予充分的呼吸支持,让呼吸肌得到充分休息,必要时再行机械通气;有效咳嗽:深吸气,肚子鼓起连咳两声,咳嗽时可身体前驱,以增大腹压。术后患者咳嗽时可用枕头压住刀口,避免胸腔过度震颤产生疼痛。必须咳嗽的三个时间:早上起床之后,晚上睡觉之前,做完雾化之后;辅助咳嗽;对抗阻力呼吸训练。

4. **呼吸训练器训练**　吐气及吸气需一气呵成,中途不应有停顿,更不应有换气。吐气时浮标不会产生位移,只有吸气时才会出现(吸气时,应让小球保持在中间位置),2 h 训练一次,5～10 min/次;为防眩晕等不良反应出现训练时不可重复多次进行,应有间隔休息时间,深吸气。还有膈肌电刺激仪等物理治疗。

第二节　机械通气并发症相关康复方案

获得性神经肌病,即危重症多发性神经病,是机械通气常见的并发症。获得性神经肌病与自身神经肌肉障碍密切相关,ICU 里长时间的机械通气患者长时间处于无意识状态,长期制动导致自主活动减少,呼吸肌无力,早期康复治疗可大大减少机械通气时间。康复包括评定、制定目标和实施、再评估。

一、评定

包括意识评定、肌力评定、肌张力评定、关节活动度评定,日常生活能力评定等。

二、制定目标和实施

1. 对于机械通气神经重症无反应或不能主动配合的患者(MMT 肌力 0 级、RASS < −2;S5Q <3)　早期运动参考方案:全身关节被动活动及各个关节的全角度活动每天 15 min;下肢等速肌力训练 10 min;气压治疗。

2. 对于意识良好或清醒的患者　①少量配合 S5Q <3。被动关节活动 2 次/d;下肢等速肌力助力训练 15 min;神经肌肉电刺激,气压治疗预防下肢深静脉血栓;②中度配合 S5Q =3。床上直立坐位 20 min/次,2 次/d;被动床椅转移;被动和(或)主动关节活动及肢体训练 2 次/d;被动和(或)主动等速肌力训练;神经肌肉电刺激;③完全配合 S5Q =5。主动进行床椅转移;床边坐 20 min,3 次/d;被动和(或)主动关节活动 3 次/d;上下肢主动及抗阻训练;主动床边或坐位上下肢单车训练。

三、再评估

对患者进行肌力、关节活动度,日常生活能力等再评估,及时调整康复计划,对比上次目标制定更适合患者的训练计划。

机械通气下患者的咳嗽能力也会因 ICU 获得性衰弱、镇静等因素降低和丧失,导致气道分泌物潴留。除去药物因素外,气道廓清技术是尽快使患者脱离呼吸机、降低 ICU 住院时间的重要措施。有一定认知功能且情绪稳定的重症患者在胸廓放松基础上,可以通过各种呼吸运动和治疗技术来重建正常的呼吸模式。包括腹式呼吸训练、有效咳嗽、抗阻呼吸训练、深呼吸训练、呼吸肌训练等多种方法和技术早期活动联合气道廓清可以更好地促进肺复张和呼吸肌肌力恢复。

主动呼吸循环技术(active cycle of breathing techniques,ACBT)起源于新西兰,1979 年首次被提出,Webber 于 1990 年进行定义,包括呼吸控制(breathing control)、胸廓扩张运动(thoracic expansion exercise)及用力呼气技术(forced expiration technique)三部分。如果需要还可以添加手动技术(manual technique)或在正压下创建一个更为复杂的循环来帮助改善肺部分泌物的清除。此技术的练习目标须达到:使患者放松并清除分泌物;改善肺部通气;改善咳嗽效果;不加重低氧血症和气流阻塞。

第三节　机械通气下肺康复的评估及注意事项

一、评估

机械通气患者早期运动的时间没有统一的标准,一般在患者进入 ICU 接受机械通气治疗 24 ~ 72 h 内进行。尽管临床上存在较大差异,但须通过基础评估即心血管呼吸系统和神经系统稳定后才能进行早期运动。肺康复介入时机虽有不同,但都强调早期开展对患者益处更大。早期肺康复应与安全性评估相结合,在病情稳定的基础上,寻求一个适合患者的个性化时机。满足以下条件尽早进行功能锻炼:①心血管状态稳定,心率 60 ~ 120 次/min,平均动脉压 65 ~ 100 mmHg(1 mmHg ≈ 0.133 kPa);②呼吸状态稳定,氧合指数(动脉血氧分压/吸氧浓度百分比)> 150 mmHg,脉搏血氧饱和度(pulse oxygen saturation,SpO_2) ≥90% ,机械通气吸入氧浓度≤60% ,呼气末正压≤10 cmH_2O (1 cmH_2O ≈ 0.098 kPa);③体温 36 ℃ ~ 38 ℃。

二、肺康复锻炼过程中的异常征象

锻炼过程中密切观察患者的生命体征,出现以下情况之一时暂停肺康复锻炼。①血流动力学不稳定,心率、血压波动≥康复训练前的20% ;②呼吸状态不稳定:SpO_2 ≤ 88% ;③患者主观感受不适,不能耐受,自诉或经医护人员观察到出现明显胸闷、气促、疼痛、眩晕、乏力等不适症状;④出现不良事件,如管道意外脱落。

三、实施肺康复前的注意事项

1. 因治疗而不得不进行输液管路、气道管路的延长,保证锻炼过程中管路的正常运转。

2. 时刻注意患者的血压、心率、血氧饱和度的变化。

3. 对于意识清醒的患者考虑患者的耐受度和自身疲劳度来进行适应性肺康复治疗。

4. 及时对肌肉功能包括肌无力、关节活动度、功能锻炼能力受损和身体活动不足等和呼吸问题的改善包括气道、分泌物滞留、肺不张和呼吸肌无力等症状的改善进行二次评估,机械通气各项指标,对机械通气患者的评估至关重要。结合之前各项康复评定数据是否有所改善,如若不然,应及时暂停或调整方案。

5. 康复过程中,应注意心力衰竭患者因累及呼吸肌的骨骼肌肉功能障碍而导致的运动不耐受,观察血流动力学的变化,防止心血管问题的发生。

第四节　机械通气患者康复的管理及预后

一、体位

在脱机试验时应将患者放置于他们喜欢的体位,根据患者的病理生理情况,此体位可能有所差异。膈肌麻痹患者往往倾向于直坐位,且在此体位下表现更好,因为他们在水平卧位时肺活量下降。相比之下,肋间肌无力患者可能更喜欢仰卧位,因为他们在由直坐位变为仰卧位时,肺容量趋于增加。慢性阻塞性肺疾病(COPD)患者的最佳体位不尽相同。部分患者在仰卧位时呼吸困难较轻,而其他患者则更喜欢选择前倾位。

二、躯体训练

机械通气患者早期活动似乎可改善临床结局,包括脱机活动、坐在床边缘、模拟日常生活活动、转移训练,以及离床活动。相比于不活动的患者,渐进性躯体训练的患者无须机械通气的时间更长,住院治疗后直接回家的可能性更高,发生谵妄的日数更少,住院期间步行距离更长。

三、营养

危重疾病引起的蛋白质分解代谢,可导致呼吸肌质量、力量及耐力下降,这可能导致机械通气脱机困难。营养不充足时,临床结局无改善或改善很小,很可能是因为营养不充足时不能充分补足呼吸肌质量、力量和耐力的减少。而过度地摄入碳水化合物可损害呼吸机脱机,推测是通过过度产生二氧化碳和增加呼吸肌的通气负荷引起,每日进行以患者为中心的康复,包括恢复肌力的体力运动和进行日常生活活动的锻炼。

(范丽蕾)

▶ **参考文献** ◀

[1]陶磊,马红梅,秦君玫,等.早期肺康复在 ARDS 重症患者中的应用效果[J].河北医药,2022,44(13):2038 - 2040.

[2]FAN E, BRODIE D, SLUTSKY A S. Acute Respiratory Distress syndrome[J]. Jama,2018.

[3]孟祥艳,赵艳梅,路倩颖,等.肺康复在急性呼吸窘迫综合征治疗中的应用进展[J]. Chinese Journal of Rehabilitation Medicine,2022,37(6):845 - 849.

[4]鹏陆,超李,尚翠侠,等.功能性电刺激联合呼吸训练对机械通气患者疗效观察[J].西安交通大学学报(医学版),2022,43(5):737 - 743.

［5］倪莹莹，王首红，宋为群，等.神经重症康复中国专家共识（下）［J］.Chinese Journal of Rehabilitation Medicine,2018, 33（3）：264－268.

［6］娟钟，侯璐蒙，李汉斌，等.早期肺康复锻炼联合改良气管导管拔管在机械通气患者撤机护理中的应用效果［J］.广西医学,2022, 44（14）：1679－1684.

［7］中国病理生理危重病学会呼吸治疗学组.重症患者气道廓清技术专家共识［J］.中华重症医学电子杂志,6(6)：1－11.

［8］陆俊江，廖建坤，梁国兴，等.早期肺康复治疗在 ICU 机械通气患者中的应用效果研究［J］.中国现代药物应用,2020, 14（8）：230－231.

［9］徐佳卿，张文婷，林丹舒，等.重症肺炎机械通气患者肺康复的研究进展［J］.中华急危重症护理杂志,2020, 1（4）：351－353.

［10］胥露，江智霞，鲁鑫，等.早期功能锻炼预防 ICU 获得性衰弱的研究进展［J］.中华护理杂志,2021, 56（8）：1267－1271.

［11］倪莹莹，王首红，宋为群，等.神经重症康复中国专家共识（上）［J］.Chinese Journal of Rehabilitation Medicine,2018, 33（1）：7－14.

第十一章

人工气道并发症防治

在危重症患者的抢救过程中,能够保证气道通畅,给予充分的氧气供给是抢救的最重要环节和最基本前提之一,也是抢救成功与否的关键因素。人工气道是将导管经鼻(口)插入气管或气管切开所建立的气体通道。一般来说,上呼吸道梗阻、气道自洁能力受损导致分泌物潴留及需要机械通气者,均应建立人工气道,人工气道单纯从字面理解,主要是非生理气道。在危重病人的发病过程中,呼吸系统是经常受累的靶器官,导致呼吸衰竭,根据抢救治疗的需要,通常需要建立人工气道,通过人工气道给予改善患者通气,增加氧供,因此人工气道的管理成为危重症患者气道管理的一个重要部分。而气道的管理,包括如何开放气道、人工气道的选择、气道的护理、并发症的防治等,气道的建立成功只是抢救的必须环节,后续的人工气道的管理维护及并发症的防护也是病人救治的后续重要环节,因此我们要有一个气道建立管理全流程的理念。

人工气道改变了患者正常生理解剖,且需人工气道患者多为重危患者,其并发症较多,大多数并发症主要表现为组织损伤,如黏膜损伤和气管食管瘘等,但部分并发症可突然发生,若不能马上找到原因并解决,就有可能造成不可逆损伤,对于没有经验的临床医生来说往往措手不及。因此人工气道建立以后,对并发症的防治非常重要,如果人工气道管理不好,不但不能达到改善通气和氧供的目的,可能还会加重原发病,导致患者的住院时间延长,脱机困难,甚至导致死亡风险增加。

呼吸机相关性肺炎(ventilator associated pneumonia,VAP)是各种机械通气患者在重症医学科救治过程中发生的最常见的感染性疾病之一。VAP 严重影响机械通气患者的住院时间,对抗菌药物使用,重症患者病死率,患者的预后等方面也影响极大。如何有效预防VAP,进而采取哪些措施,已经成为重症医学领域最为关注的问题之一。

第一节　呼吸机相关性肺炎的预防

一、呼吸机相关肺炎的影响因素

（一）卧床因素

VAP 发生的重要因素之首就是患者的卧床因素。长期卧床的患者由于体位因素，肺部通气状态相对较弱，再加上肢体活动减少，肌力减弱，营养不良等因素，易导致患者咳嗽无力，呼吸道分泌物难以咳出，淤积于中小气管，造成细菌聚集、繁殖，诱发肺炎。

（二）患者因素

高龄患者，有吸烟、酗酒等不良饮食习惯，患有慢性肺部疾病或其他疾病，如慢性肝脏肾脏疾病、脑部损伤、神经系统疾病、机体瘫痪等。

（三）误吸相关因素

消化道因素：胃食管反流，胃排空延迟。神经因素：意识障碍，精神状态异常。全麻手术等其他原因引起的吞咽困难等。

（四）操作相关因素

对患者进行侵入性的医疗护理操作，如给予患者吸痰、气管插管、气管切开、呼吸道检查等；呼吸设备使用和维护不正确，如气囊内压力不正确、呼吸机管路各种原因被污染；医务人员的手或呼吸治疗设备消毒不彻底等。

（五）其他医源性因素

较长的有创机械通气时间，较长的住院时间、较长的滞留 ICU 时间，糖皮质激素、抗生素、麻醉剂、镇静剂等药物的不合理使用。

（六）环境因素

通风不良、空气污染、季节及气候变化等。

二、呼吸机相关性肺炎的预防方法

（一）基本预防措施

1. 环境适宜　环境温湿度保持适宜，空气清洁。

2. 规范操作　严格执行消毒隔离管理制度，遵循无菌操作原则。

3. 病情观察　严格按时监测患者的生命体征、呼吸状况、意识状况；观察患者的痰液情况；听诊肺部呼吸音情况；了解影像学检查结果。

4. 患者管理　多重耐药菌患者尽量选择单间隔离，医疗器械、器具及物品，专人专用，及时消毒处理;器官移植、粒细胞减少症等严重免疫功能抑制患者,应进行保护性隔离。

5.营养支持　患者存在营养不良风险或营养不良时,应为患者制定营养干预计划。若效果不理想,应改为肠内或肠外营养。

(二)加强预防措施

1.预防误吸　①床头抬高　在病情允许及鼻饲过程中,床头抬高30°～45°,并在鼻饲后保持30 min为宜。②识别误吸高风险人群,包括吞咽功能障碍、胃食管反流、胃排空延迟、精神状态异常、牙周疾病或口腔卫生状况差等。③经胃管喂养时,每次鼻饲前应评估胃管位置,监测胃残余量,持续鼻饲时应每4 h评估一次。④对误吸高风险的患者进行肠内营养支持时,建议使用经鼻十二指肠管或经鼻空肠管喂养。

2.排痰护理　按时翻身,使用吸痰、叩背、雾化、体位引流、振肺排痰等护理措施促排痰液。一次吸痰时间不超过15 s,再次吸痰应间隔3～5 min。吸痰过程中,密切观察患者生命体征变化及有无缺氧表现,一旦出现心律失常或氧饱和度降至90%,应立即停止吸痰,给予吸氧,待生命体征恢复平稳后可再次吸痰。一般情况下,选择开放式气道吸引,如果患者符合以下条件之一:①呼气末正压≥10 cmH_2O (1 cmH_2O≈0.098 kPa);②平均气道压≥20 cmH_2O;③吸气时间≥1.5 s;④吸氧浓度≥60%;⑤断开呼吸机将引起血流动力学不稳定;⑥有呼吸道传染性疾病(如肺结核等);⑦呼吸道多重耐药菌感染,建议使用密闭式气管内吸痰装置,以避免交叉感染和低氧血症的发生。建议使用带声门下吸引功能的人工气道,及时清除声门下分泌物,可分为持续吸引和间断吸引(表11-1)。操作方法及注意事项:①严格遵守无菌操作规程,将患者床头抬高30°～45°,协助患者取合适体位;②将气囊压力维持在25～30 cmH_2O,防止声门下分泌物滑落气道中;③进行吸引操作前,调节负压,选择合适的负压强度;④吸取分泌物,观察分泌物的量、颜色及性状;⑤恢复患者体位,监测生命体征变化。

表11-1　声门下吸引技术

冲洗方法	持续吸引	间断吸引
优点	防止分泌物滞留,避免或减少分泌物下行感染	能减少呼吸道黏膜刺激和损伤
缺点	可造成黏膜干燥、出血,影响局部供血	不能保证吸引量,易堵管
吸引时间	持续	恒定负压每2 h进行间歇吸引＋冲洗或用注射器(10 ml)于气管内吸痰前后进行吸引＋冲洗
每日吸引量	无统计学差异,吸引效果相似	

3. 呼吸机及其管路的管理 ①呼吸机清洁与消毒：呼吸机的消毒主要是指对呼吸机整个气路系统，如呼吸回路、传感器、内部回路及机器表面的消毒，应遵照卫生行政管理部门对医疗机构的消毒管理规定和呼吸机的说明书规范进行，所有一次性部件使用后应按照卫生部门相关规定丢弃并保证环境安全。②管路固定：妥善固定呼吸机管路，避免牵拉、打折、受压及意外脱开，对于躁动的患者应适当约束。③冷凝水的处理：呼吸机管路的位置应低于人工气道，且集水罐处于管路最低位置，以确保冷凝水有效引流，同时冷凝水应及时清除。④管路的更换：机械通气患者无须频繁更换呼吸机管路，长期使用者应每周更换，当管路破损或污染时应及时更换。

4. 人工气道的护理 ①保持适当的气囊压力。应每 4 h 监测机械通气患者的气囊压力，在保证呼吸机正常通气的同时，使压力维持在 25 ~ 30 cmH_2O（1 cmH_2O = 0.098 kpa）之间，鼻饲前应监测气囊压力。②气管切开患者换药应用无菌纱布或泡沫敷料。纱布敷料至少每日更换 1 次，伤口处渗血、渗液或分泌物较多时，应及时更换。泡沫敷料每 3 ~ 4 d 更换 1 次，完全膨胀时须及时更换。③气管插管或气管切开套管要妥善固定，每班观察记录气管插管置入的深度。

5. 气道湿化 ①湿化器的选择：建议使用含加热导丝的加热湿化器或热湿交换器。无创通气患者使用主动湿化可增加患者的依从性和舒适度。②湿化器的更换：含加热导丝的加热湿化器无须常规更换，功能不良或疑似污染时则须更换。若使用热湿交换器，每 5 ~ 7 d 更换一次，当热湿交换器受到污染、气道阻力增加时应及时更换。③湿化器的温度设定：机械通气患者建议 Y 形接头处气体温度设定为 34℃ ~ 41℃。④湿化效果评估：应及时评估湿化效果，作为调整湿化方案的依据。⑤湿化液更换：呼吸机湿化罐内添加的灭菌注射用水（或灭菌蒸馏水）应每 24 h 更换。

6. 尽可能给予肠内营养 机械通气患者尽早开始肠内营养，可减少呼吸机相关性肺炎的发生。早期肠内营养可促进肠道蠕动、刺激胃肠激素分泌、改善肠道血流灌注，有助于维持肠黏膜结构和屏障功能的完整性，减少致病菌定植和细菌移位，优于肠外营养。经鼻肠营养与经鼻胃内营养相比，前者可降低呼吸机相关性肺炎的发病率，特别是对于存在误吸高风险的患者。

7. 减少口咽细菌定植 ①建议使用有消毒作用的口腔含漱液，每 6 ~ 8 h 进行口腔护理一次，包括使用生理盐水、氯己定或聚维酮碘含漱液冲洗、用牙刷刷洗牙齿和舌面等。②使用选择性胃肠道去污染（SDD）或选择性口咽部去污染（SOD）。RCT 研究结果提示，对机械通气患者进行 SDD 和 SOD 后，虽对机械通气时间、ICU 住院时间和病死率无明显影响，但能降低呼吸机相关性肺炎发病率，且不增加细菌耐药率，甚至能使呼吸道耐药菌的定植率明显减少。

8. 减少使用有创通气 ①建立人工气道并应用机械通气是呼吸机相关性肺炎最重要

的危险因素,气管插管使发生肺炎的风险增加,特别是重复插管或插管时间较长、频繁更换呼吸机管道等,可进一步增加呼吸机相关性肺炎的风险。尽可能减少有创通气和缩短有创通气时间对预防呼吸机相关性肺炎至关重要。②严格掌握气管插管或切开的适应证,对需要呼吸机辅助呼吸的患者应优先考虑无创通气;慢性阻塞性肺疾病或充血性心力衰竭患者合并高碳酸血症或低氧血症时,应尽早合理应用无创正压通气,减少气管插管,进而减少呼吸机相关性肺炎的发生率;经鼻高流量湿化氧疗可用于各种病因导致的Ⅰ型呼吸衰竭及部分轻度Ⅱ型呼吸衰竭患者,减少气管插管和再插管率。应用上述呼吸支持治疗时要注意避免延误插管时机而加重病情。③有创通气时尽可能减少镇静剂的使用,使用镇静剂期间应每日评估其使用的必要性,并尽早停用,注意避免使用苯二氮䓬类镇静剂。符合条件者应每日唤醒并实施自主呼吸试验,评估是否具备脱机、拔管的条件,以缩短机械通气时间,降低呼吸机相关性肺炎的风险。

9. 加强手卫生　ICU医护人员手上定植革兰阴性菌和金黄色葡萄球菌的比例分别为21%和64%,这些病原体常可通过医护人员的手感染患者,导致呼吸机相关性肺炎。研究表明,通过对医护人员进行手卫生宣教、提高手卫生依从性可降低呼吸机相关性肺炎发病率。

10. 严格规范内镜消毒　在ICU内,纤维支气管镜的应用常包括纤维支气管镜引导下气管插管、纤维支气管镜诊断和经纤维支气管镜气道分泌物引流等。研究显示,ICU的纤维支气管镜操作是呼吸机相关性肺炎发生的独立性危险因素。采用细菌分子流行病学调查的方法,对纤维支气管镜和患者分泌物培养出的铜绿假单胞菌进行同源性检测,结果显示来源一致,这说明纤维支气管镜在患者间的细菌传播中起着重要作用。提醒我们严格管理内镜的消毒、灭菌和维护具有重要的临床意义。

11. 积极治疗基础疾病　加强危重症患者的营养支持治疗,及时纠正水电解质、酸碱失衡、低蛋白及高血糖等罹患感染的危险因素,采用呼吸训练、体位引流、手法技术或机械装置等气道廓清技术(airway clearance therapy,ACT),加强心、肺疾病的治疗和康复。关注围手术期特别是接受胸部及上腹部手术患者的气道管理,加强呼吸道湿化并保持通畅。

第二节　其他人工气道并发症

一、牙齿及口腔软组织损伤

成人气管内插管时牙齿脱落较为罕见,发生率约为0.2%,尤其是困难插管或抢救时插管,牙齿脱落进入气管、支气管阻塞呼吸道,会导致急性气道梗阻和通气功能障碍。喉镜和气管导管可以引起接触部位的口腔软组织损伤。在插管困难、插管工具使用不当和医生插管经验不足的情况下更容易发生口腔软组织损伤。口咽部软组织出血、水肿,不但会增加插管难度,而且会导致面罩通气困难或拔管后气道梗阻。另外,插管后导管固定位置不适当,管壁长时间、强力压迫口腔内局部组织,也会造成口腔软组织损伤。使用视频喉镜经口插管也是造成软腭损伤的危险因素,主要原因是插管时操作者的注意力主要集中在视频喉镜的显示器上,而忽略了镜片与口腔内结构。插管工具的多元化、置入喉镜前观察口腔结构、插管后合理固定导管等均有利于减少口腔内软组织损伤的发生。

二、声带麻痹

气管插管后声音嘶哑和呼吸困难应怀疑声带麻痹,发生率低于0.1%。声带麻痹的原因可能与气管导管机械压迫声带和喉返神经有关。插管操作粗暴、导管气囊位置过浅、置管时间过长、术中低体温都是发生声带麻痹的危险因素。全麻术后发生声音嘶哑,经纤维支气管镜检查显示右侧声带麻痹,分析声带麻痹为导管强力压迫一侧声带所致。有些研究发现,在心脏外科手术后发现心脏手术术中长时间低温会导致喉返神经功能紊乱,引起声带麻痹,为医源性声带麻痹。气管导管插入过浅,套囊距离声门小于15 cm压迫喉返神经前支,也是插管后声带麻痹的常见原因。针对声带麻痹的处理,关键在于预防,在插管前给予患者充分的镇静和肌肉松弛,选择合适的插管型号,同时插管操作时动作轻柔,可以对管进行润滑,减少气道壁的摩擦。插管后确定置管尖端位置,要每日或不定时地观察置管深度,因为有时患者躁动或口腔分泌物过多容易造成气管置管脱出,如脱出须及时调整深度,同时针对患者气管插管,要每日评估留置必要性,如无法脱机,建议尽早气管切开,如可拔出气管插管,可尽早拔出。

三、高血压和心动过速

置入喉镜和气管插管会产生明显的血流动力学变化,尤其是接入正压通气后,会出现心血管的一些异常反应,如心动过速、高血压、低血压等。进行麻醉诱导时,如诱导不充分,插管过程中患者反应明显,可出现心律失常及高血压,而高血压易诱发心脑血管意外的发生,现已证实,蛛网膜下腔出血的患者在平均动脉压上升20 mmHg(1 mmHg ≈ 0.133 kPa)后会增加再出血的风险。一些全麻手术的患者,术前禁食水,如果没有及时补充静脉液体负荷,在麻醉插管和正压通气后可出现低血压的表现,低血压对于有基础血管病的患者,如高血压、糖尿病等,血栓发生的概率会增加。对于合并冠心病患者气管插管时发生血流动力学剧烈波动,可导致心肌缺血和氧供需平衡失调,危及生命。针对一些患者在插管过程中出现的心律失常和血压波动,在插管前(急诊抢救插管除外),尤其是全麻手术插管前,对患者的血压控制情况、心脏功能、瓣膜结构、血管情况、电解质、血糖等情况需要有准确的评估和维持目标。在插管时充分的诱导麻醉,诱导后要给予充分的氧负荷,充分暴露声门,插管动作轻柔,禁止暴力插管。同时要对可能出现的血压波动和心律失常做好预案。

四、咽喉痛

术后咽喉痛是气管插管后普遍存在的并发症之一,有报道称其发生率最高可达90%。其相关因素包括患者性别、导管内径、套囊压力、套囊设计类型、套囊内容物等,气管导管套囊压力过大、插管拔管操作、导管对咽喉部黏膜的压迫刺激等均可使咽喉部黏膜损伤,引起无菌性炎症,导致咽喉痛。咽喉痛虽然多为自限性,但仍对患者的术后产生一定影响。插管后的咽喉痛,重点出现在全麻术后的病人身上,且发生率高,主要表现为咽痛和声音嘶哑,原因同上。那么在处理以上诱因时,应以预防为主,包括根据病人选择合适的气管插管,气囊可以选择高容低压,减少对气管壁的压迫,同时注意气管插管位置,防止置管过浅压迫声门会厌。对于拔管后的处理,可以用一些雾化及消炎利咽的中成药等处置。

五、支气管痉挛

支气管痉挛可发生于气管插管后,由机械性刺激引起反射性痉挛。呼吸道感染、支气管哮喘患者气道反应性增强,更容易发生支气管痉挛。气道阻力增加和呼气末二氧化碳波形改变也提示支气管痉挛的发生。麻醉期间哮喘发作应与导管打折、分泌物堵塞、肺水肿等相鉴别。支气管痉挛的发生机制涉及气道的神经支配、平滑肌、上皮细胞及炎症细胞等因素。术前存在呼吸道感染的患者尽可能在感染治疗控制后再进行手术,最大限度地降低因插管引起的支气管痉挛风险。

六、肺不张

成人异物阻塞性肺不张发病率低,多发生于意识障碍患者,主要原因为痰、血痂分泌物、呕吐物或其他异物吸入肺部。在进行气管插管时(尤其是全麻后气管插管),咽喉部及口腔内异物若未被清理干净,容易被导管尖端段抵入气管内,吸进主支气管,造成肺不张。插管前彻底清除呼吸道异物,能预防此并发症。在清除异物前同样慎用正压面罩通气。阻塞性肺不张一旦发生立即寻找原因,去除引发因素解除阻塞;纤维支气管镜能有效地寻找肺不张原因,并能立即灌洗解除阻塞,是阻塞性肺不张首选的检查手段。在术中发生阻塞性肺不张严重影响通气造成低氧血症和二氧化碳蓄积时,酌情暂停手术。

七、气管导管移位

气管导管移位主要为两种:第一种是人工气道导管尖端脱出声门;第二种是气管导管插入长度过深进入一侧支气管,因为右侧支气管比较平直,因此常容易插入右侧支气管。此种并发症原因也很多,但多与导管留置期间未固定好有关,或者在导管植入时植入深度过深或过浅,患者烦躁时头部摆动,如果人工气管置管过浅,患者颈部后仰可造成气管导管脱出声门,如果人工导管置管过深,在患者烦躁时、颈部前屈时可造成人工气管进入左或右支气管,同时患者若有较多口腔分泌物可润湿固定带,造成固定带滑动,不能固定气管插管,妥善的导管固定和人工气道护理是预防气管导管移位的重要措施。

八、气管导管阻塞

气管导管阻塞是人工气道常见的并发症,气道导管阻塞也分三种情况,完全阻塞、不完全阻塞和活瓣阻塞。最常阻塞原因为痰痂堵塞,人工气道破坏了正常生理条件下上呼吸道的湿化功能和纤毛排痰功能,使痰液干燥不能排除,聚集在气管中造成气管导管阻塞。气道湿化和标准化吸痰能减少阻塞的发生。气管导管留置时间也会影响导管阻塞发生率,人工气道留置超过一周易发生痰痂堵塞,尤其是患者如果痰液较多且黏稠,或者有咳血等增加气道分泌物的疾病状态,更加容易造成人工气道阻塞。人工鼻的应用可明显减少此并发症,但目前看,针对一些患者人工鼻的湿化远远达不到理想气道湿化的状态。气道湿化和标准化吸痰能减少阻塞的发生。

九、围拔管期意外

围拔管期易并发呛咳、烦躁、心血管应激反应。为围拔管期平稳过渡,首先应评估拔管指征。拔管前不但要气管内吸痰,而且口腔内甚至声门下都要吸痰。拔管时和拔管后头偏向一侧,若拔管后发生上呼吸道梗阻,应立即打开气道,清除气道阻塞物,留置口咽通气管,必要时可再插管。

十、气道溃疡、气道食道瘘

气道溃疡、气道食道瘘多限于长期气管置管的患者,由于气囊的压力大,压迫时间长,导致支气管的后壁黏膜压迫,坏死,溃烂,波及食管前壁,气管插管或气管切开导管前端气囊具有密闭气道、防止漏气和误吸的作用,但其囊内压过高可阻断气管黏膜血流,从而产生气管黏膜缺血水肿坏死,甚至出现气道食道瘘。一般认为,气囊的内压应保持在 1.47 ~ 2.45 kPa 而无漏气最理想。当气管黏膜动脉受压的压力 > 4.02 kPa 时,可使气管黏膜血流中断,黏膜坏死脱落,当气囊内压 > 2.45 kPa 时,可使气管黏膜静脉回流受阻而出现淤血。监测气囊内压的方法有气囊测压计法,相对精确;另外,也常采用最小漏气技术(MOV)和最小闭合容量技术(MLT)确定适宜气囊压力(cuff pressure),且 MLT 被认为可减少潜在的气道损伤。

十一、气道狭窄

气道狭窄主要原因是气管肉芽组织增生、气管损伤后瘢痕形成造成气道狭窄。分析引起气管良性狭窄的原因可能与以下原因有关:①患者均存在躁动或频繁抽搐、咳嗽使气管插管或气管切开套管频繁摩擦气管壁;②呼吸机连接的管道过度牵拉使气管插管或气管切开套管位置不正,末端顶在气管壁上摩擦刺激管壁;③严重肺部感染时气管壁黏膜存在不同程度的充血水肿,受刺激后肉芽组织增生、形成炎性包块;④置入气管插管或气管切开套管时动作粗暴,损伤气管壁,损伤后形成瘢痕狭窄;⑤可能与某些患者为瘢痕体质有关;⑥气管插管或气管切开套管球囊充气后压力过高,压迫气管黏膜损伤愈合后形成瘢疤和狭窄。

预防措施:临床上应尽量减少患者的躁动,控制抽搐的发作。调整气管插管或气管切开套管于正确位置,避免频繁摩擦气管壁。积极控制肺部感染,减轻气管壁黏膜充血水肿程度。置入气管插管或气管切开套管时避免损伤气管壁,另外气管插管或气管切开套管球囊压力不要过高,吸痰时避免负压吸引过大而损伤气管黏膜。

十二、人工气道机械通气对消化系统影响

人工气道机械通气对消化系统最大的不利影响是胃肠充气,正常情况下机械通气不会引起胃肠充气。但在无创通气及形成气管食管疼痛的情况下可以出现胃肠充气,同时一般在气管插管麻醉诱导后,给予简易呼吸器氧供时,可出现部分气体加压到胃里,其预防与治疗主要包括:①若为气管食管瘘所致胃肠充气,应及时将气管套管位置下移或更换较长的气管套管,使人工气道末端超过疼口,或尽快给予气道覆膜支架;②无创通气时出现胃肠充气应及时建立人工气道,改为有创通气,同时做好胃肠减压,防止反流误吸,造成吸入性肺炎;③留置胃管、胃肠减压;④在紧急情况下进行无创通气时,可由专人按压患者上腹部,阻止气体进入胃肠。

十三、人工气道机械通气对循环系统影响

机械通气对循环功能的影响主要表现为抑制作用,但影响的程度与机械通气条件和病人代偿能力等多方面因素有关。机械通气对循环的影响主要取决于以下两个因素。①胸内压力升高:机械通气使胸腔内压升高,导致静脉回流减少,心脏前负荷降低,其综合效应往往是心排血量降低,血压降低。血管容量相对不足或对前负荷较依赖的病人尤为突出,常常在机械通气刚刚开始时、增加呼气末正压(PEEP)水平或延长吸气时间时出现血压降低,快速输液或通过调整通气模式降低胸腔内压,多能使低血压改善。另外,由于机械通气使患者胸腔内压力与胸腔外的压力差增大,心脏的后负荷降低。对于某些充血性心衰患者,机械通气一方面可降低前负荷,同时又可降低后负荷,可见,机械通气有助于改善这类病人的心功能。②肺血管阻力升高:当肺容积接近功能残气量(FRC)时,肺血管阻力最低。肺容积高于FRC(见于肺过度膨胀)或低于FRC(见于肺萎陷),均可导致肺血管阻力增加。如采用通气模式适当,既可使塌陷的肺泡复张,又避免肺泡过度膨胀,则可能使肺血管阻力降低。否则,可导致肺血管阻力增加、肺动脉压力升高、右室压力升高,影响右室功能。同时,由于左心室充盈不足,结果导致室间隔左偏,又损害左心室功能。对于存在肺动脉高压或右心室功能不全的患者,上述情况尤为突出。预防和治疗的主要措

施包括:机械通气前尽可能补充血容量,机械通气的压力选择应位于能达到治疗效果的最低水平,必要时适当应用升压药等。

十四、气胸及纵隔气肿

在气管切开过程中,向下分离过深、过多,损伤胸膜后,可引起气胸,右侧胸膜顶位置较高,儿童尤甚,故损伤机会较左侧多。轻者无明显症状,严重者可引起窒息,如发现患者气管切开后,呼吸困难缓解或消失,而不久再次出现呼吸困难,则应考虑气胸的可能,行 X 片确诊,此时应该行胸膜腔穿刺,抽出气体,严重者行闭式引流。对于皮下气肿,可通过物理检查直接诊断,观察患者皮下肿胀,握雪感或捻发感明显,考虑皮下气肿,通过皮肤打孔排气及降低呼吸机压力减少气体排出,降低皮下气肿,也可以对过大的气管切开口进行缩小缝合处置。

人工气道改变了正常的通气方式,绕过了上呼吸道正常的解剖结构,一般应用人工气道的病人多为危重病人,并发症较多。我们在利用人工气道以及机械通气改善患者通气换气,达到治疗的目的的同时,但也不可忽略防治人工气道及机械通气所导致的并发症。从目前所产生的并发症分析,各类并发症均可造成通气功能障碍,严重的会导致患者基础疾病的加重甚至死亡,因此对于人工气道的管理尤为重要。

人工气道的管理主要包括以下两个方面。一是气道湿化,人工气道避开了正常上呼吸道所产生的湿化效应,造成气道纤毛的功能萎缩和痰液的干燥黏稠而阻塞气道,因此湿化方式的选择、湿化液种类、湿化效果的评估及痰液引流对于人工气道的保护和并发症的防治尤为重要。另一方面是人工气道气囊的管理,人工气道气囊的临床应用及研究仍然面临着巨大的挑战,我们目前临床上通过气囊压力的监测及最小封闭压力来调整气囊的打气量,但是这些方法还是有一定的局限性,不能完全规避并发症。此外,气囊的形状与材质、患者体位改变、PEEP 设置等都与渗漏的发生密切相关。因此,临床上要注重气囊压力的综合个体化管理,而连续动态监测并调控气囊压力可能是较为理想的气囊压力管理方法,但是要做到实时连续监测气囊压,并根据气道解剖、通气模式周期、通气参数等指标去调整气囊压力着实很难。总之,优化气囊压力管理对减少 VAP 等并发症的发生,具有重要的临床意义,但尚需进一步临床研究证实。人工气道的作用不言而喻,但是我们也不能小觑人工气道带来的问题,加强临床观察,科学性个体化管理使用人工气道,我们任重道远。

(刘 磊 曾 卓 王 蕾)

▶ 参考文献 ◀

[1]苏鸿熙.重症加强监护学[M].北京:人民卫生出版社,1996:253－255.

[2]郭东辉,万献尧.危重症患者气道管理[J].中国医师进修杂志.2006,12(29):13－16.

[3]梁磊,杨泽玉,王亚亭,等.纤维支气管镜术对小儿肺炎支原体肺炎合并肺不张的诊治作用[J].医学研究生学报,2014,27(4):401－404.

[4]蔺玉霞,刘雪梅,肖伟.人工气道管理的临床应用进展[J].中国全科医学,2006,9(11):922－924.

[5]邱海波,周韶霞.多器官障碍综合征现代治疗[M].北京:人民军医出版社,2001:268－269.

[6]张永利,万献尧,李素玮.建立人工气道患者气管狭窄的病因分析及防治[J].中国呼吸与危重监护杂志,2009,5(8):503－504.

[7]包丽,曲鸣宇,肖昭扬.气管插管全麻术后咽喉部相关并发的研究进展[J].临床麻醉学杂志,2018,34(5):501－504.

[8]SHIRASAKA T, IWASAKI T, HOSOKAWA N, et al. Effects oflandiolol on the cardiovascular response during tracheal extubation [J]. J Anesth,2008, 22(3): 322－325.

[9]PACHECO－LOPEZ PC, BERKOW LC, HILLEL AT, et al. Complications of air－way management [J]. Respiratory Care, 2014, 59(6): 1006－1019.

[10]CHANDRA P, FRERK C. Complications of airway management and how to avoid them [J]. Trends in Anaesthesia & Critical Care, 2014, 4(6):195－199.

[11]TSAVOURELOU A, BABATSIKOU F. Humidification forintubated patients [J]. To Vima tou Asklipiou, 2008, 48(4): 419－420.

[12]ONO Y,KAKAMU T, KIKUCHI H,et al. Expert—Performed Endotra·cheal Intubation —Related Complications in Trauma Patients:Incidence,Possible Risk FactoIs, and Outcomes in the Prehospital Setting&nd Eme。gency Depanment[J]. Emerg Med Int,2018,2018:5 649－476.

[13]DHADGE ND. Tooth aspiration following emergency endotracheal intubation[J]. Respir Med Case Rep, 2016, 18:85－86.

[14]COOPER JD. Tracheal Injuries Complicating Prolonged Intubation and Tracheostomy[J]. Thorac Surg Clin, 2018, 28(2): 139－144.

[15]MOUR J, MOREIRA J, BARBOSA J, et al. Soft tissue injuries after direct laryngoscopy[J]. J Clin Anesth, 2015, 27(8):668－671.

[16]ALLENCHERRIL JP, JOSEPH L. Soft palate trauma inducedduring GlideScope intubation[J]. J Clin Anesth, 2016, 35:278－280.

[17]TASL H, KARA U, GLLKGLLZ MC, et al. Vocal Cord Paralysis Following Endotracheal Intubation [J]. Turk J Anaesthesiol Reanim, 2017 ,45(5) :321－322.

[18]EZHAR Y, D'ARAGON F, ECHAVE P. Hemodynamic responses to tracheal intubation with-Bonfils compared to C - MAC video laryngoscope: a randomized trial [J]. BMC Anesthesiol, 2018,18(1) :124.

[19]JAENSSON M, GUPTA A, NILSSON U. Gender differences in sore throat and hoarseness fol-lowing endotracheal tube or laryngeal mask airway: a prospective study[J]. BMC Anesthesiol, 2014,14:56.

[20]IEROPOULOS P, TASSOUDIS V, NTAFOULIS N, et al. Do Difficult Airway Techniques Pre-dispose Obese Patients to Bronchospasm [J]. Turk J Anaesthesiol Reanim, 2018, 46(4) : 292 - 296.

[21]American Thoracic Society; Infectious Diseases Society of America. Guidelines for the manage-ment of adults with adults with hospital - acquired, ventilator - associated, and healthcare - as-sociated pneumonia[J]. Am J Respir Crit Care Med, 2005,171(4):388 - 416.

[22]HUNTER JD. Ventilator associated pneumonia[J]. Postgrad Med J,2006,82: 172 - 178.

[23]MATTNER F, GASTRNEIER P. Guidelines for preventing health - care associated pneumonia [J]. Anasthesiol Intensivmed Notfallmed Schmerzther, 2005,40(2):79 - 84.

[24]HESS DR, KALLSTROM TJ, MOTTRAM CD, et al. Care cg the ventilator circuit and its rela-tion to ventilator - associated pneumonia[J]. Respir Care, 2003,48(9):869 - 879.

第十二章

人工气道的拔除

重症医学领域流传着一句话："人工气道（气管插管和气管切开套管）的建立是为最终安全拔除。"即为抢救生命、为患者提供外部呼吸支持所建立人工气道最终目的在于使患者顺利脱离生命危险,早日脱离呼吸机。因为重症医学的治疗终点是使患者能够转入普通病房而后正常地生活。长期带管不仅影响患者生存质量及预后、给家庭造成严重经济负担,还存在出现呼吸机相关性肺炎的可能。因此需要每日评估人工气道存在的必要性,同时制定拔管计划,满足拔除条件应尽早拔除。

拔管后并发症通常可以通过制定拔管计划预防。拔管失败后保持患者充足的氧合是首要任务。导管的意外脱出可以发生在患者治疗和检查过程中的任何时机,此时风险更高,需特殊处理。

第一节　气管插管的拔除

一、气管插管拔管指征

1. 气管插管的病因已经祛除,需要较低强度的机械通气支持。

2. 呼吸功能参数较低:通常结合氧合指数大于150;需要吸入氧浓度 < 40%;PEEP < 10 cmH_2O（1 $cmH_2O \approx 0.098$ kPa）;分钟通气量 < 15 L/min;浅快呼吸指数 < 105。

3. 患者呼吸道分泌物的量较少和黏稠度低,少数情况下即使量多且黏稠,但是自主咳嗽能力强,也可考虑拔管。

4. 肺炎患者胸部影像明显改善。

5. 气道保护能力恢复,保持气道通畅性。有足够强的咳嗽反射或其他客观测量方法,如白卡试验和肺活量测定最大呼气压（MEP）。咳嗽峰值流量为 60 L/min 或以下是拔管失败的一个强烈的独立危险因素。

6. 血流动力学相对稳定:经积极处理的心动过速,心率 <140 次/分;不需要或较低剂量的血管活性药物支持的休克状态。

7. 格拉斯哥昏速评分(glosgow comu scale, GCS) >8 分,在极少情况下,如果吞咽反射和呛咳反射良好,并且没有其他的禁忌证,GCS 评分 <8 分也可拔管。但对大多数考虑拔管的患者,要求意识状态清醒,能够完成指令动作,没有其他导致损害患者自主呼吸能力的神经损伤。

8. 对未来 24 h 内无计划进行全麻手术保持机械通气支持的患者。

二、气管插管拔管准备

准备拔管患者需通过自主呼吸试验(spontaneous breathing trial, SBT),且具有保护和维持气道通畅的能力,可以考虑进行拔管操作。

(一)设备准备

所有气管插管需要的设备在拔管时均要准备在患者床旁。根据支持的强度及 SBT 结果准备合适的拔管后氧疗装置(鼻导管、文丘里面罩、储氧面罩),或者无创呼吸机,高流量氧疗机。对明确困难气道患者需配备加强气道管理包,包括声门上气道装置,可视喉镜,环甲膜切开包,外科气管切开包,快速经皮气管切开包,纤维或电子气管镜。另外还需准备简易呼吸器,10 ml 注射器,合适型号的吸痰管及气囊压力监测表。

(二)人员准备

ICU 内常规气管插管拔管需重症医师和责任护士分别站立于患者左右,呼吸治疗师(如配备)全程监护患者生命体征。对困难气道气管插管拔管过程中,确保病区内有经验丰富的医生在场,涉及口腔、整形或咽喉部等专科手术患者要麻醉师及耳鼻咽喉科医师在场。

(三)患者准备

对患者进行气道反应性评估

1. 进行气囊漏气实验 气囊漏气实验可用于预测拔管后喘鸣的发生,尤其是对于手术时间长,俯卧位手术或者机械通气实施过程中镇静镇痛实施不良的患者。具体操作如下:①将呼吸机模式更换为容控模式(VC),通常设置 VT 为 8 ~ 10 ml/kg(理想体重),监测吸入和呼出潮气量。②将监测波形更换为容积 – 时间曲线。③将气囊完全放气,放气之前吸净口咽部分泌物;待患者稳定后,连续记录 5 ~ 6 次。④此呼出潮气量的大小,取其中最小的 3 个数的平均值。⑤计算吸 – 呼潮气量的差值或相差率,并据此判断气囊漏气试验是否为阳性。⑥将气囊充气,测量并维持合适气囊压。⑦恢复原模式及参数。结果判定:气囊漏气试验阳性标准(成人)吸 – 呼潮气量差值 < 110 ml;(吸气潮气量 – 呼气潮气量)/吸气潮气量 <15% 。在操作的过程中注意监测患者的生命体征、呼吸力学及主观感觉,如有不适应及时停止。

2. 白卡实验 评价患者的咳嗽能力。将一张白色卡片放在距气管插管开口约

3～5 cm处,鼓励患者咳嗽,重复3～4次,如果分泌物喷到卡片上即为阳性。主观判断患者的咳嗽能力,分为0～5级。0级:无咳嗽;1级:气管内可闻及气流声但无咳嗽;2级:可闻及咳嗽但很弱;3级:清晰的咳嗽;4级:强有力的咳嗽;5级:多次强有力的咳嗽。

三、气管插管拔管实施

拔管要在镇静药物充分代谢的前提下进行,静脉注射瑞芬太尼可抑制剧烈咳嗽、减少血流动力学波动,使患者耐受拔管且意识清醒。拔管过程包括:①如果允许应保持患者直立坐姿,如有困难,至少要保持60°;②给予患者100%氧气通气2～3 min;③充分清除口鼻腔内滞留分泌物及气囊上滞留物,如果没有可用的声门下吸引,使用小口径导管插入ETT侧面,并吸引ETT套囊上方的所有分泌物;④去除固定气管插管的胶布或绑带;⑤将合适型号的吸痰管置于气管插管内,嘱患者张口深呼吸,在患者吸气高峰时用注射器抽出导管气囊内空气,并在呼气高峰时拔除气管插管。同时吸痰管边退管边吸引气管内和口腔内分泌物;⑥嘱患者深呼吸并用力咳嗽发声或说出姓名等,判断有无声音嘶哑、喉头水肿;⑦选择合适的氧疗方式,如有需要,对高危患者考虑CPAP/BPAP序贯通气或高流量氧疗装置;⑧拔管时观察患者生命体征、呼吸形式结合患者主诉,给予气道雾化处理;⑨1 h后复查血气分析,根据血气分析结果调整氧疗方式;⑩2 h后可适当饮水,观察患者是否有呛咳。加强气道分泌物管理,鼓励咳嗽和深呼吸,保持主气道通畅。

四、气管插管拔管后处理

最严重的拔管并发症是拔管后严重低氧血症,需要立即重新插管,拔管失败患者,ICU死亡率也高。

(一)拔管失败风险因素

计划拔管患者中仍有12%～14%需要在72 h内重新插管。再插管的危险因素如下:

1.咳痰无力和频繁咳痰,需要吸痰处理。

2.拔管前24 h液体正平衡。

3.肺部感染原因导致的气管插管。

4.65岁及以上患有严重慢性心脏病或呼吸系统疾病的患者。

(二)拔管后处理

在患者气道反射恢复且生命体征稳定前,密切观察其意识、呼吸频率、心率、血压、血氧饱和度、体温、疼痛评分以及是否有呼吸道并发症。高危患者如慢性阻塞性肺疾病(COPD)和高碳酸血症患者拔管后应用NIV以防止再插管。对于低氧血症和再插管高风险患者,建议在拔管后预防性使用经鼻高流量氧疗。氧合持续下降不能维持的患者,必须紧急床旁气管插管,机械通气。复盘气管插管拔管过程,分析拔管失败原因,并进行质控分析。

（三）拔管后喘鸣风险因素

拔管后喘鸣发生率小于10%，一旦发生将增加再插管率、延长机械通气时间及ICU住院时间。喘鸣是喉头水肿的结果，其风险因素包括：①长时间插管（36小时至6天或更长）；②80岁以上的老年人；③气管插管导管型号偏大；④气管插管导管直径与喉径之比超过45%；⑤GCS评分高于8分或未经充分镇静镇痛的粗暴插管；⑥女性患者；⑦既往哮喘病史；⑧导管固定不牢固；⑨镇静剂不足或缺乏；⑩误吸。

（四）拔管后喘鸣处理

对于拔管前气囊漏气试验阴性但准备拔管的患者，建议在拔管前至少4 h使用全身类固醇如甲基强的松龙，可能会有所帮助。对于拔管后出现喘鸣的患者，如果临床情况尚稳定，可以选择雾化肾上腺素、静脉注射甲基强的松龙、高流量氧疗和CPAP辅助通气。如果怀疑喉头水肿严重，不能发声等出现有严重的气道阻塞，应立即重新插管。再次插管后，建议短期使用类固醇，并重新进行气囊漏气实验。如果漏气实验阳性，拔管通常是安全的。如果气囊漏气减少或没有，但临床情况稳定，可考虑通过气道交换导管拔管，并须确保麻醉师或耳鼻喉科医生在场。

对于任何危重病人来说，气管插管和拔管都是高风险操作，需要在电子病历中详细记录日期和时间以及遇到的并发症及处理过程。明确团队成员职责及成员积极沟通是处理拔管失败的最佳方法。记录拔管前后患者的评估结果、拔管细节以及拔管后的护理措施；对于困难气道患者，应在其病历和医疗记录中详细记录存在困难气道以及困难气道的性质、气道管理的细节、采用的管理技术。

第二节　气管切开套管拔除

气管切开的患者祛除导致气管切开的因素后即可考虑拔除气切套管。

一、气管切开套管拔除指征

有研究表明气切套管拔管失败可归因于分泌物多和严重的声门狭窄。拔管前提是保持气管切开套管上方的气道通畅，自主呼吸能够满足患者的通气需求。

1. 患者意识清醒或意识重度障碍转为轻度障碍时，脱机后自主呼吸稳定。

2. 稳定的血流动力学以及$PaCO_2 < 60$ mmHg（1 mmHg ≈ 0.133 kPa），缺氧症状解除，血氧饱和度95%以上，血氧分压70 mmHg以上。

3. 吞咽反射存在，咳嗽反射恢复，咳嗽有力，能自主有效地清理呼吸道，痰量由多变少，痰色白，稀薄易咯出。

4. 体温<37.5℃，适当的分泌物（建议痰液分度< Ⅲ度），无肺部感染或肺部感染情

况明显改善。

5. 气管镜检查气管切开以上气道正常或显示狭窄病变占气道的比例小于 30%。

6. 试堵管 2~3 d，最长时间 7 d，无缺氧症状，昼夜呼吸平稳，自主有效排痰能力恢复，最大呼气压力 >40 cmH$_2$O（1 cmH$_2$O≈0.098 kPa），则患者可以考虑试拔管。

二、拔除气切套管的准备

设备与人员准备与气管插管拔除基本相同，需另外准备一套同型号的气切套管。

1. 拔管前 2 h 停肠内营养。

2. 对患者进行心理疏导工作，避免情绪焦虑及气切套管依赖。

3. 气管切开套管试堵管，方法包括手指堵塞或用胶布贴封气管切开插管。通常需要无气囊气管切开插管（如金属气切套管）或更小尺寸的气管切开套管。堵住气切套管管径的 1/3~1/2，24 h 堵管后患者不能发声、喘鸣或呼吸困难，或表现出任何呼吸窘迫，建议对气道（包括声带和声门下间隙）进行彻底的内窥镜检查。如患者呼吸平稳，无缺氧症状发生，第 2 天堵管径的 1/2~2/3，观察 24 h，第 3 天将气切套管完全封堵，监测咳嗽效果、吞咽、声音质量和患者通过上呼吸道充分呼吸的能力，对于能耐受上述气切套管试堵管的自主呼吸患者则第 4 天可考虑拔管。

三、气切套管拔管的实施

1. 将气切套管气囊内气体抽吸干净，让气流向上通过上气道。将气囊完全放气，然后在呼气时使用手指堵塞气管切开插管并要求患者说话或咳嗽，根据对患者语音质量的观察和主观陈述作出判断。也可应用说话瓣膜，如果无法使用说话瓣膜，需要缩小气管切开插管尺寸或耳鼻喉科会诊以观察气管切开插管上方的气道通畅度。

2. 拔管时，尽量保持患者坐位或半坐位。

3. 拔管时嘱患者正常呼吸，顺着气切套管置入的方向拔除气切套管，避免粗暴动作。

4. 拔管后创口一般不缝合，以蝶形胶布拉紧伤口，再敷以纱布覆盖，1~2 d 后伤口可自行愈合。

四、非计划性拔除气切套管的处理

气管造口管放置的时间长短是决定意外拔管后如何最佳处理的重要变量。气管切开术管的气管皮肤窦道需要 7 d 才能完全形成。如果在插入导管时过早地做转向，导管可能无意中被放置到前纵隔间隙，绕过气道。颈围增大或颈短的患者发生这种情况的风险更高。因此，当放置 7 d 内发生意外拔管时，可能需要经喉插管以确保气道安全。气管切开术中放置的气管已经放置超过 7 d，通常可以很容易地重新插入并且可以通过纤维光学检查来确定气管的放置位置。如果气切套管置入超过 7 d，已经形成窦道，这时的非计划性拔管很容易重新置入,风险较小。如果套管是最近放置的或有困难气道的患者,非计划性地拔管可能会导致严重的后果。意外拔管的相关因素可能与精神状态改变、分泌物增多、病人体位改变有关、缺乏临床指示的约束或气切口固定不好。对医护人员进行意外拔管的危险因素教育,并对高危病人进行有针对性的监护,是降低意外拔管率的有效手段。对有困难气道的患者,床边要备有气管切开套管及气管插管装备以降低意外拔管相关的发病率和死亡率。

五、拔管失败处理

拔管失败率通常在2% ~5% 之间,多发生在48 ~96 h 内。发生拔管失败时须迅速判明原因并作出相应处置以免患者出现窒息。常见的拔管失败原因及处置如下:

1. 未完全关闭的造口可使用扩张器重新打开,或放置微型气切套管进行吸痰和短期通气。患者气道分泌物量多且持续存在或许有吸入的风险,可以使用带内套管的长期气切套管以维持吸入路径。

2. 阻塞性睡眠呼吸暂停和潜在的慢性阻塞性肺病(即所谓的"重叠综合征")可能会出现呼吸衰竭伴高碳酸血症。可在夜间通过带盖的鼻罩或全面罩成功过渡到无创正压通气,并最终拔管。

3. 气管支气管软化症是气管和支气管壁的异常塌陷,可导致呼吸困难、咳嗽、喘息、无法清除分泌物、反复感染和持续性呼吸衰竭等症状。在慢性阻塞性肺病和慢性呼吸衰竭患者中,通过支气管镜检查越来越多地发现动态气道塌陷,可以通过支架置入来改善呼吸功能。

(马宇洁)

参考文献

[1]TIM COOK, MICHAEL SELTZ KRISTEENSEN. Core Topics in Airway Management[M]. 3rd ed. Cambridge:Cambridge University Press,2021.

[2]ORLANDO HUNG, MICHAEL F. Hung's Difficult and Failed Airway Management[M]. 3rd ed. New York:McGraw – Hill Education,2018.

[3]BRENDAN T. FINUCANE, BAN C, H TSUI. Principles of Airway Management[M]. 4th ed. berlin:Springer,2011.

[4]An Official American Thoracic Society/American College of Chest Physicians Clinical Practice Guideline:Liberation from Mechanical Ventilation in Critically Ill Adults. Rehabilitation Protocols, Ventilator Liberation Protocols, and Cuff Leak Tests[J]. Am J Respir Crit Care Med,

2017,195(1):120.

[5] AUDREY D, GERALD C, SAMIR J. Mechanical ventilation in obese ICU patients: from intubation to extubation[J]. Critical Care,2017, 21(1):63.

[6] OLIVIA S, GILL R. Nurse – led extubation in the post – anaesthesia care unit[J]. J Perioper Pract,2018,28(12):362.

[7] RAFAEL O, CHRISTOPHER C, GERARDO R, et al. Endotracheal Extubation[J]. N Engl J Med, 2014,370(13):1267.

[8] ARNAUD W. Weaning from the ventilator and extubation in ICU[J]. Curr Opin Crit Care,2013, 19(1): 57.

[9] JEGGREY L, CARIN A, RICHARD T, et al. 2022 American Society of Anesthesiologists Practice Guidelines for Management of the Difficult Airway[J]. Anesthesiology,2022,136(1):31.

[10] 詹庆元,黄絮. 内科重症监护病房工作手册[M]. 北京:人民卫生出版社,2022.

[11] LAURA F, ANDREA V. Extubation of the Difficult Airway and Extubation Failure[J]. Anesth Analg,2013,116(2):368.

第十三章 支气管镜技术及其在气道管理中的应用

人工气道的迅速建立与有效管理是危重症患者救治中最重要的手段之一。通过人工气道得以实现有效的机械通气,这是影响患者病残率和死亡率的关键因素。但随着机械通气技术的发展及普及,临床发现实现有效且安全的通气效果,不仅仅取决于人工气道的建立,更依赖于气道的有效管理,保持气道通畅是保证通气目标实现的基础。近些年,随着支气管镜的不断发展,纤维支气管镜以及电子支气管镜越来越普及,而便携式电子支气管镜在 ICU 内的普遍应用,在急危重症患者的气道管理中,实现了重要的应用价值。对于部分尚未建立人工气道的重症患者,早期及时使用支气管镜进行气道管理,甚至可降低插管率。

第一节 支气管镜操作技术

一、术前准备

(一)完善检查及化验准备

1. 术前完善胸部平片或胸部 CT、心电图检查,明确病变部位,评估心肺功能的耐受能力及并发症发生的相关风险。

2. 术前完善凝血六项,血常规(血小板计数)等检查,评估出血风险。

3. 筛查术前感染八项(乙肝,梅毒,艾滋病,结核等),防止医源性感染。

(二)患者准备

1. 心理准备 对清醒患者,易产生紧张、焦虑、恐惧情绪,应提前对患者进行相关知识讲解,介绍检查的必要性和安全性,说明配合方法及动作,减轻心理负担,消除恐惧焦虑情绪。术前可使用短效镇静剂,降低患者的不适感,提高耐受性及配合度,减少不良反应的发生。

2. 肠道准备 术前应保持空腹状态,术前两小时停止进食、饮水,存在误吸风险或消化系统危险因素者如胃肠功能障碍、腹压增高等,予以胃肠减压。

3.静脉通路准备 术前建立有效静脉通路,便于术中给予镇静镇痛以及其他药物,并保留到术后恢复期。

4.常规镇静镇痛准备 ①无人工气道,但意识清醒患者,具有较好的认知能力,应给与镇静,患者保持清醒平静,可配合状态。②有人工气道者,给予操作前镇静镇痛。设定镇静目标为中度镇静及深度镇静(RASS 评分:–3 ~ –4),镇痛目标 CPOT 0 分。确认镇静镇痛达到目标值,开始操作。操作过程中,如患者呛咳、烦躁、抗拒等情况,影响操作进程,可加深镇静镇痛。提高患者的耐受性,提高检查质量,减少不良反应。③常用镇静药物有:丙泊酚、咪达唑仑、安定。常用的镇痛药物有:芬太尼、瑞芬太尼、吗啡等。

(三)仪器设备准备

1.支气管镜准备 确保支气管镜各部件处于正常使用状态。检查支气管镜显示器电量是否充足,视野是否清晰,光源是否稳定,吸引管路是否通畅,吸引负压是否正常,各个操作部件是否在位。

2.监护仪准备 操作前和操作中、操作后,需持续监测患者的生命指征。如呼吸、心率、血压、氧饱和度等指数,以及心电图变化。

3.呼吸机准备 当在气管导管内置入气管镜时,气管镜所占气管导管总横截面积相较于无气管导管时气管镜所占成人气管总横截面积明显增加,PEEP 也相应增加,故为避免气压伤,应将呼吸机 PEEP 降低为 0 或 5 以下。

4.人工气道准备 同样鉴于气管导管内径与支气管镜外径的相对比值越小,吸气峰压越高,术前应根据支气管镜的外径,选择合适的气管导管,标准镜选择至少 ID7.5 的气管导管。

5.物品准备 痰液收集器、无菌手套、石蜡油、纱布等各种耗材是否准备充足。

6.药品准备 生理盐水、利多卡因、肾上腺素等急救药品,凝血酶原等止血药物,是否准备到位。

(四)操作人员准备

操作者包括操作医师、操作助手、护士。操作前核对患者信息,查阅影像资料及各种检查结果,评估器官功能,明确检查的适应证,排除禁忌证。充分评估支气管镜检查的必要性,权衡利弊关系。

二、支气管镜操作方法

操作前镜头用酒精棉球擦拭干净,保持视野清楚,镜身适当涂抹石蜡油润滑,调整好患者的体位,操作者位于患者头侧,左手握支气管镜的操作部,右手将镜末端缓慢(经鼻腔/气管导管)送入气管内,经支气管镜注入利多卡因进行气管内表面麻醉。在直视下,缓慢向前推进,观察气管内腔、气管环是否清晰,观察隆突尖锐度、活动度及黏膜情况。看清两侧主支气管开口,再分别插进。先检查健侧,再检查患侧。病灶不明时,可先查右侧,再查左侧。通过转动镜身,拨动角度调节钮,调整进镜方向。逐一顺序进入右肺上叶(尖、后、前段),中叶(内、外侧段),下叶(背段,基底段内、前、外、后)各级支气管。进入左肺上叶(尖后段、前段),舌叶(上、下段),下叶(基底段内、外、后、背段)等各级支气管开口进行检查。

操作时应始终保持视野位于支气管腔中央,避免碰撞管壁,以免刺激管壁引起支气管痉挛或造成黏膜损伤出血。

第二节 支气管镜在气道管理中的应用

一、支气管镜在人工气道建立方面的应用

(一)支气管镜引导下气管插管

气管插管是建立人工气道的常用技术,患者需要进行气管插管往往提示病情危重且紧急,要求临床医生必须在最短的时间(2~4 min)内快速完成精准实施气管插管操作。但在某些特殊情况下,如患者肥胖、颈短,张口困难,小颌畸形等生理结构导致困难气道,以及特殊的病理状态如头颈部外伤,颈椎或颌面部骨折,口咽部肿瘤或口咽部大量分泌物等,导致声门暴露不清,使用常规气管插管的方法,难以顺利完成,导致插管失败及并发症风险增加,可考虑使用支气管镜引导完成气管插管操作。支气管镜引导下进行气管插管的好处是:简便、迅速、准确、清醒和昏迷患者均可采用。可以有效清理咽喉部分泌物,清晰显露插管路径,在直视下将气管导管送入气管,保证安放部位的准确,避免咽喉、声门和气管的机械性损伤,防止气管导管插入过深导致单侧肺通气和误入食道等情况。同时还可判断是否存在气管内梗阻。

支气管镜引导下气管插管的适应证包括:使用常规方法难以完成气管插管或需要对导管进行精确位置固定。

通过支气管镜引导气管插管有经口和经鼻两种途径。经鼻插管患者耐受性更好,可在清醒状态下进行,插管安全性较经口插管高。部分患者能进水、进食,满足了病人口感,病人易于接受,便于口腔护理。但经鼻插管管道细长,若需长期带管容易发生痰痂堵塞,且不易清理。与之对应的,经口插管对患者的损伤更大,在患者清醒状态下极易引起应激反应,发生咬管、呛咳等不良事件。因此临床上多在充分镇静肌松的条件下进行经口气管插管。同时由于经口插管及其固定装置占据口腔空间,插管后的口腔护理较经鼻插管困难。但经口气管插管管型粗短,不易堵塞且易于清理,经气管导管可有效完成气道雾化湿

化,同时经导管可便捷地完成肺部支气管镜检查。因此,综上所述,经鼻、经口插管各有利弊。若评估患者短期内(3 d)不能拔管、痰液黏稠、意识状态不佳优先选择经口插管;若患者意识清醒、可自主经口排痰、可在短期内拔管优先选择经鼻插管。在 ICU 环境中经口插管的临床实践频率更高。

经支气管镜引导经鼻气管插管的操作方法(图 13 – 1)是:首先确定患者插管一侧鼻腔通畅,使用呋麻滴鼻液滴入鼻腔内,促使鼻甲黏膜血管收缩,之后将浓度为 2% 的利多卡因滴入鼻腔内和喷雾喷洒于喉部。将气管导管的内、外壁以及支气管镜的外壁涂匀灭菌润滑剂,然后将气管导管套入支气管镜,并退至支气管镜的近端,暴露出支气管镜前端,将支气管镜前端经鼻孔、鼻咽、喉、声门,进入气管腔内。对于通道内的分泌物可通过负压吸引方式吸出,固定患者头部及支气管镜,将气管导管沿支气管镜送入气管内直至气管导管的前端距隆突约 3 ~ 4 cm 处,确定气管导管位置无误后退镜,固定气管导管,向气囊内注气,使用胶布对导管进行固定。经支气管镜引导经口气管插管时,需使用咬口器保护支气管镜,其余步骤与经鼻插管相同。

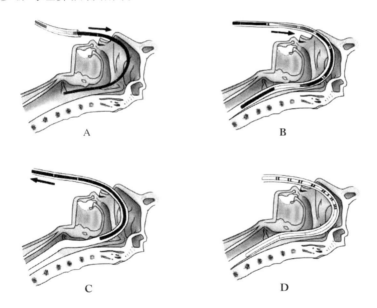

图 13 – 1　支气管镜引导经鼻气管插管

注:A. 将套有气管导管支气管镜通过鼻腔进入到气管内;B. 沿支气管镜将气管导管送入气管内;C. 确认气管导管位置合适后退镜;D. 固定气管导管。

(二) 支气管镜引导下气管切开定位

通过气管切开术建立可长时间保留的人工气道,而经皮扩张气管切开术(percutaneous dilatational tracheostomy,PDT)操作简单、用时短,出血风险低,宜于随时进行床边操作,已广泛应用于 ICU 中。但由于 PDT 为微创操作,无法在直视下操作,一旦定位不准或解剖变异,气管发生移位(如甲状腺肿大、颈部淋巴结肿大压迫或牵拉),导致损伤血管,止血困难,甚至堵塞气道等严重并发症。而且手术采用扩张钳钝性分离颈部组织、包括皮下组织、气管环等,操作中可能损伤气管后壁,导致气管食管瘘等并发症的发生。为弥补 PDT 的缺陷,减少并发症的发生,尤其是对于过度肥胖、颈短、体表标志不清或颈部解剖结构可能存在异常的患者,可使用支气管镜直视下定位、引导经皮扩张气管切开术的完成。

操作方法:手术操作医师站在患者右侧,进行手术操作,另外一名医师站在患者的头侧操作气管镜。支气管镜经气管插管达插管远端,确认穿刺套管进针的位置及深度,观察导丝正确走向,扩张器阔开气管前壁,吸尽气管内分泌物后迅速拔出支气管镜。此时,手术者继续进行手术操作,沿导丝置入气管套管,拔出导丝和管芯,支气管镜再次插入气管切开套管,确认气管切开套管的位置是否正确。

(三)支气管镜确认及调整气管导管位置

建立人工气道后,判断气道导管的位置是否正确,传统的方式是采取肺部听诊,呼吸音是否对称,用以排除气管导管插入过深导致单肺通气,但因存在主观性,有一定的偏差。比较准确的方法是,进行胸部 X 线检查,根据影像学判定气管导管的位置是否位于气管隆嵴上 $3 \sim 4 cm$。但检查时间不可控,导致对气管导管位置不佳的处理及调整滞后。而支气管镜可在直视下观测到气管导管是否过深或过浅,操作简单、安全且可直视下进行调整。

在临床上还有需要更换气管插管的情况,如气管插管套囊漏气,气管插管型号过细,经鼻气管插管因鼻窦感染而换成经口插管,或经口插管因口腔糜烂,患者不能忍受换成经鼻插管等。如果评估更换气管插管技术难度较大,风险高,患者病情危重,耐受性差,采用支气管镜来更换气管插管,失败的风险较低。但因为旧的插管还留在经口 – 气管或经鼻 – 气管的部位,一般采取将经口插管换成经鼻插管或将经鼻插管换成经口插管。操作方法同支气管镜引导下经口(鼻)气管插管一致,不同的是,现在支气管镜需要沿原有气管插管的外部置入气管,需要将旧管的气囊放气,直径 $5 mm$ 的支气管镜可顺利通过。但需要注意的是:在气囊放气前,要将咽部及气囊上分泌物吸引干净。待支气管镜插入后,旧管即可拔出,再将新导管沿支气管镜送入气道内。

对于有气管切开的重症患者,由于气切套管长度短,但弯曲度大,在患者翻身等体位变化时,容易发生气切套管移位、脱出或气切套管远端贴壁交锁,短时间内出现气道高压、通气量下降、呼吸困难、缺氧等严重问题,及时应用支气管镜检查,可迅速明确病因,及时正确处理及调整位置,解除气道梗阻,快速缓解患者缺氧状态。

二、支气管镜在人工气道维护方面的应用

(一)解除气道梗阻

1.气道痰液堵塞　气管插管或气管切开患者也可出现大气道阻塞,常见原因有痰液

黏稠,气道湿化不足,体液丢失严重,导致气道痰液形成痰栓或痰痂,阻塞气道。支气管镜可迅速明确诊断,同时可及时清理气道,解除气道梗阻。

2.吸入性肺炎　吸入性肺炎临床常见于老年患者以及脑血管病患者,由于老年患者和脑血管病患者吞咽反射功能减弱,气道保护能力下降,咳嗽反射减弱,呼吸道分泌物排出困难等原因,容易导致食物及胃内容物反流,误吸入气管引起肺炎。吸入性肺炎是一种化学性肺炎,尽早吸出误吸的异物和气道内分泌物是减轻病变严重程度以及改善症状的关键因素。通过支气管镜可清除支气管内分泌物,引流和排出胃反流物残留,并可对肺泡进行清理,稀释刺激性较强的胃酸,减轻化学性刺激反应,对减少气道黏膜损伤有较好的作用。同时,可留取下呼吸道标本,有利于病原学诊断。

3.咯血　咯血是指喉及喉以下呼吸道任何部分的出血,经口腔咯出,是临床常见的呼吸系统急重症,若救治不及时,可能出血窒息、休克,甚至死亡。支气管镜下直视检查可以明确出血部位、出血原因、出血范围以及管腔堵塞情况。过去不主张咯血期间进行支气管镜检查。但近年来,大量的临床实践,许多文献报道在咯血期间进行支气管镜检查,并未发现咯血加重的情况,对于大咯血患者,运用支气管镜可清除气道内的血液和血凝块,避免发生窒息,同时还可局部止血及填塞治疗。因此,支气管镜在咯血期间的应用具有可行性。尽管如此,支气管镜检查毕竟有诱发出血加重和并发症发生的风险,建议少量咯血应在镇静下进行操作,中等量以上咯血患者在咯血停止后 24 h 进行。大咯血在急救时可随时应用,但要在全麻硬质镜下进行,同时备好抢救器材及药品。操作时注意对患者麻醉要充分,给氧要充分,严密监测生命指征。检查者技术要熟练,动作轻、快、准,尽量减少患者咳嗽,负压吸引要充分引流气道内血液。对于伴有严重肺损伤及心脏疾病的患者,不宜应用。

4.气管内异物　气管内异物是一种危及生命的急症,意识不清的危重症患者吞咽反射功能下降,气道自洁能力下降,同时无法提供相关病史,容易发生不易发现的气道内异物,如牙齿脱落以及食物吸入等,患者往往表现为突发或加重的喘憋症状,或原有肺部感染加重。有时影像学检查也无特异性表现。容易导致漏诊和误诊,出现反复的肺部感染、肺不张、炎性肉芽肿和永久性气道狭窄等严重并发症。通过支气管镜检查,可清晰观察气管内是否存在异物,异物的性质,崁顿的位置,以及肉芽组织包被的情况等。及时清理气管内异物,如异物不能轻易取出,可在明确诊断后,全麻下经硬质支气管镜取出。缩短救治时间,减少阻塞性肺炎、肺不张等并发症的发生。

5.气道狭窄,气管内新生物　长期气管内留置导管,常因导管远端反复摩擦气管内膜发生肉芽组织增生,部分堵塞气道,导致呼吸困难,严重者可发生窒息。通过支气管镜可明确或排除气道狭窄以及气管内新生物的诊断,并可采取支气管镜引导下支气管介入治疗,如支气管球囊扩张、支气管支架置入等安全、有效的治疗方法。

6. 气管食管瘘 长期气管插管或气管切开的高龄且营养状态差的患者,气管导管球囊压力过大,长期压迫气管壁,导致局部血运不足,易发生气管食管瘘。当患者出现鼻饲时呛咳,或者气道内吸出胃内容物时,需排除气管食管瘘。一般影像学不易发现异常表现。可在支气管镜直视下观察或通过亚甲蓝实验证实是否存在。

(二)治疗肺不张、坠积性肺炎

因各种原因导致的长期昏迷或长期卧床的老年患者,以及脑血管病、颅脑外伤患者,由于长时间卧床,并常伴有吞咽困难,咳嗽反射及呕吐反射受损,易反复发生误吸。而骨折或者胸腹部手术后的围术期的患者,常因伤口疼痛、不敢翻身、咳嗽等导致排痰困难,痰液引流不畅,阻塞气道引起肺不张、坠积性肺炎,甚至呼吸衰竭。通常加强叩背排痰,气道湿化,气管内吸引,鼓励咳嗽,深呼吸以增加肺容积,给予祛痰、扩张支气管等药物,促进痰液引流等方法,部分患者的肺不张可得到缓解,萎陷的肺部分或全部复张,但有些患者作用并不明显。而经支气管镜可以进入患者下呼吸道,直视病变部位,准确清除滞留于支气管内的分泌物、痰栓、痰痂及有害微生物,提高血氧,还可进行局部肺泡灌洗,促进肺复张,准确采集分泌物作细菌培养及药敏,为准确选择抗生素提供可靠依据。总之,通过支气管镜吸痰灌洗可以彻底清除气管、支气管内的痰液,解除气道阻塞,改善通气功能,甚至可避免气管插管和气管切开。

但在并发肺不张的情况下进行支气管镜操作,有一定的并发症风险。应谨慎掌握适应证进行支气管镜操作。对于有大片的肺萎缩,常规疗法无反应的患者;病情较重,但不能耐受强有力的呼吸物理疗法的患者;肺不张原因不明,需行支气管镜检查及治疗的患者均可选择行支气管镜操作。

(三)肺部感染的诊治

采用支气管镜进行肺泡灌洗,准确留取深部分泌物进行病原菌鉴定。近年来随着高通量测序技术(next - generation sequencing, NGS)的发展,可通过肺泡灌洗液一次对几十万到几百万条 DNA 分子进行序列测定,具有病原菌检出率高、无偏倚等特点。临床上,对于各种重症肺部感染,最大的难题在于难以明确感染的病原体,多采用经验性治疗,广谱抗生素广泛应用,导致耐药菌出现,住院时间延长,救治成功率下降等。通过支气管镜获取肺泡灌洗液标本,可能会大大改善这一局面。

而对于咳嗽咳痰无力,气道分泌物积聚,形成痰栓堵塞气道,加重肺内感染,通过支气管镜直接进入气道或支气管病变部位,吸出黏稠的痰液,改善通气功能。减少细菌在局部聚集繁殖,促进感染的控制,加速疾病的恢复。

三、支气管镜临床应用中的并发症以及对策

根据文献的报道,气管镜的并发症发生率为 0.3%,较严重并发症的发生率为 0.1%,

病死率为 0.04%。而且并发症的发生率与病例选择、操作者的技术水平有关。

(一)低氧血症

在支气管镜检查操作过程中,由于镜身插入气管后,气道部分堵塞,患者紧张、咳嗽等因素,易出现暂时的低氧血症,表现 SaO_2 的明显下降。一般停止操作,加强吸氧可很快缓解。但低氧血症可促发心脑血管的并发症,诱发心律失常、心肌梗死,持续低氧状态,可能导致心搏骤停。

对策:操作前以及操作中要严密监测血氧饱和度,操作前以及操作中,给予高浓度氧,尽可能缩短检查时间。给予充分的镇静、镇痛,减少患者躁动等状态。

(二)咳嗽及气道痉挛

咳嗽及气道痉挛在支气管镜检查术中较常发生,多因镇静、镇痛不充分、声带局部麻醉不足等,患者由于支气管镜刺激气道黏膜,引发精神紧张,疼痛,气道高反应,以及操作者手法粗暴,刺激局部反应重等原因。

对策:操作前做好气管内麻醉,充分镇静镇痛。发生气道痉挛,应紧急处理,尤其是出现低氧血症者。停止支气管镜操作,给予平喘、解痉。给予甲泼尼龙 40~80 mg 静推,雾化吸入 β_2 受体激动剂及糖皮质激素等处理。

(三)出血

气道出血是支气管镜操作最常见并发症,镇静镇痛不充分,咳嗽剧烈。操作粗暴,镜身不能保持在气管中央,易造成创伤性出血,或原有基础病变出血加重。尤其是凝血功能障碍的患者、肺部真菌感染患者等更易出血,有报道支气管肺泡灌洗可引起致命性大出血。

对策:术前常规评估凝血功能,血小板计数,如血小板计数低于 $50 \times 10^9/L$ 者,或有出血倾向者,操作过程中要轻柔,做好表面麻醉,镇静镇痛,减少剧烈咳嗽的情况,防止黏膜损伤。一旦出血量超过 20 ml,可经支气管镜局部注射 1:10 000 肾上腺素 5 ml,或稀释的凝血酶。必要时,可给予全身止血药物治疗。对于大咯血,则需即刻抢救治疗,如果救治不及时,可能导致死亡。

(四)心律失常

进行支气管镜时由于患者处于应激状态可能诱发心律失常,主要表现有窦性心动过速,窦性心动过缓,室性期前收缩,甚至心搏骤停。导致心律失常的常见原因:有心脏基础疾病患者,在麻醉不全或操作刺激的情况下,容易诱发,尤其是患有冠状动脉疾病的患者,心律失常的发生率要高于无心脏基础疾病者。对此种病人,应予以高度关注,慎重考虑适应证及并发症。操作前中后,需严密心电监测,吸氧,并在操作过程中,避免缺氧的发生。即使既往无心脏基础疾病的患者,往往由于麻醉不到位,镇静镇痛不足,强烈的刺激导致反射性心律失常,甚至心搏骤停。

对策:操作前需详细了解心脏病史,评估心血管功能,完善心电图检查,操作过程中,需持续心电监测。一旦出现心律失常或心率增快,应停止检查,观察 2～3 min,如停止刺激后缓解或消失,可不予以特殊处理。

(五)继发性肺部感染及术后发热

支气管镜为侵入性操作,操作过程中,有可能导致原有感染进一步在肺及肺外播散的情况,如消毒和灭菌方法不彻底,感染将会通过支气管镜造成患者之间的交叉感染。

对策:严格规范消毒支气管镜。对已有肺部感染的患者,进行支气管镜操作时,遵循先健侧后患侧的原则。同时,针对病原菌积极抗生素治疗。

(六)气胸

气胸的发生多见于支气管镜下活检,有报道发生率 1%～6%。在 ICU 中无特殊原因,不进行活检。

自支气管镜应用于临床以来,适应证越来越广泛,对肺部疾病的诊断和治疗起到了举足轻重的作用。目前,支气管镜已从常规检查发展到急救应用,从肺内发展到肺外,是目前临床工作中不可缺少的检查工具之一。

（刘　涛　冯智娟）

参考文献

[1]刘大为.实用重症医学[M].北京:人民卫生出版社,2014:191-202.

[2]王洪武.电子支气管镜的临床应用[M].北京:中国医药科技出版社,2020:277-283.

[3]中华医学会麻醉学分会.(支)气管镜诊疗镇静/麻醉的专家共识(2020)[J].国际麻醉学与复苏杂志,2021,42(8):785-142.

[4]中华医学会呼吸病学分会.成人诊断性可弯曲支气管镜检查术应用指南(2019)[J].中华结核和呼吸杂志,2019,42(8):573-590.

[5]支气管镜在急危重症临床应用专家共识组.支气管镜在急危重症临床应用的专家共识[J].中华急诊医学杂志,2016,25(5):568-572.

[6]中华医学会呼吸病学分会.肺部感染性疾病支气管肺泡灌洗病原体检测中国专家共识(2017)[J].中华结核和呼吸杂志,2017,40(8):587-583.

第十四章

超声在气道管理中的应用

超声因无创、价格低廉、可重复、实时、无放射性等特点在急重症患者中的应用越来越普及,被称为重症医生的"可视听诊器",尤其近年来在气道管理方面的潜力和价值逐渐显现,特别是自 2020 年全球新冠疫情暴发以来,超声已成为新冠肺炎重症监护病房的必备设备。本文简要介绍超声在气道管理中的应用。

选择合适的超声探头是获得高质量气道图像的重要条件。声束穿过软组织会发生反射、折射、散射、吸收与透过,使我们可以辨认相应组织及其后方的结构。用于气管管理的超声探头主要有凸阵探头和线阵探头(图 14 - 1),临床选择遵循以下原则:

1. 探头频率越高,分辨率越高,但相应显示深度较浅　线阵高频探头(5 ~ 14 MHz)常被用来观察较为表浅的结构,如环状软骨、环甲膜、会厌、声带、杓状软骨或是气管。

2. 探头频率越低、可显示深度越深,则分辨率越低,低频探头以牺牲分辨率为代价获得了对深部组织的成像能力　低频微凸阵探头(4 ~ 10 MHz)或低频凸阵探头(3 ~ 8 MHz)对于颌下至声门上等位置更深的解剖结构最常用。

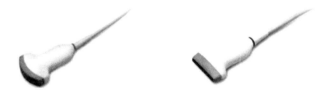

图 14 - 1　凸阵探头(左)和线阵探头(右)

一、超声识别气道解剖结构

在气道超声扫查中,常用的平面有矢状面、旁矢状面、横断面。我们将超声探头放在下颌处扫描,可以看到舌体、舌前间隙,还有两个下颌舌骨肌(图 14 - 2)。然后将探头再往下,可以看到舌骨以及两个扁桃体的影像,舌骨在横断面下为倒 U 形浅表高回声影,矢状和旁矢状平面则表现为窄的曲线形强回声影。探头继续下移,可以看到甲状软骨(图 14 - 3),甲状软骨在横断面扫描时呈倒 V 低回声影,矢状和旁矢状平面均为线性影。

再往下移动一点,可以隐约地看到环状软骨,环状软骨在旁矢状轴承圆形低回声影,在横断面呈拱形影。那么甲状软骨和环状软骨之间的膜就是麻醉医师非常熟悉的环甲膜(图 14-4)。接着往下可以非常清楚地看到气管环(图 14-5),空气-黏膜界面的存在使得气管环在此平面呈典型的倒 U 形结构。矢状和旁矢状平面下,多个气管环连成"串珠样"影像。

把探头旋转做一个纵切面,可以看到甲状软骨、环状软骨(图 14-6),然后在探头上放一个金属针芯,这样可以看到金属针在超声下会有一个尾影,之后再往下看是环状软骨、第一气管软骨环。

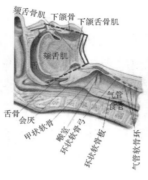
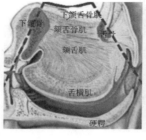
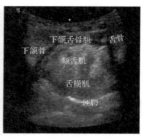

图 14-2 舌体、舌前间隙及两个下颌舌骨肌

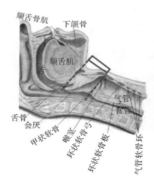
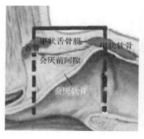
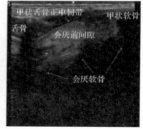

图 14-3 甲状软骨

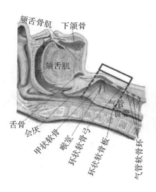
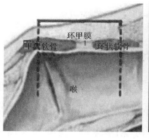
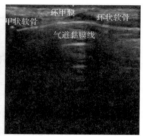

图 14-4 环甲膜

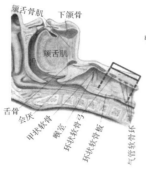
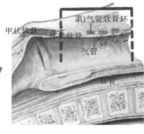
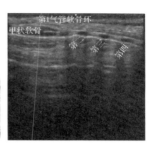

图 14 - 5 气管环

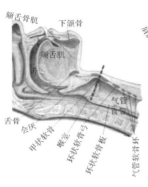
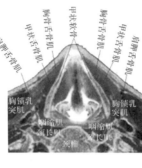
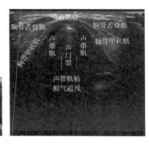

图 14 - 6 甲状软骨及环状软骨

如果使用凸阵探头,看到的是扇形图形,可以看到环状软骨环、气管环,探头放到侧面可以清楚地看到会厌,这时如果做吞咽动作或发音可以看到会厌的运动,尤其是在做吞咽动作时,会厌会盖住后面的食道,同时会把气道往上牵拉,可以很清楚地观察到影像。

二、超声鉴别与预测困难气道

研究发现,约30%麻醉相关死亡病例是由于困难气道处理失败造成。因此,尽早识别是降低病死率的关键。困难气道的识别可根据病史及体格检查(详见本书第二章),结合影像学检查进行评估是否存在气管移位、颈椎疾病、过度肥胖等。对于困难气道的预测,至今仍有大量研究,比如使用可视喉镜、支气管镜检查模拟器等,在应对困难气道方面具有一定的优势,但并不能完全避免困难气道。近年来,超声在困难气道的预测方面取得了较大的进展,目前已发现有多个超声测量指标可预测困难气道。

(一)颈前软组织的厚度

超声可测量颈前各部位的软组织厚度,软组织厚度与困难气道有高度相关性。喉镜暴露困难气道患者超声下舌骨平面、甲状舌骨膜平面和前联合平面的颈前软组织厚度显著高于普通气道患者,可用于筛查喉镜暴露困难的病例。甲状舌骨膜平面的颈部软组织厚度>2.8 cm能很好地预测喉镜暴露困难。

(二)舌体积和皮肤到舌背面的距离

超声测量舌体积和皮肤到舌背面的距离也是预测困难气道的常用指标。比如睡眠呼吸暂停综合征患者舌基底厚度明显大于普通患者,通过测量舌体积>100 cm³可以预测喉镜暴露困难。敏感度66.7%,特异性62.7%,而阴性预测价值达94.6%,即舌体积<100 cm³基本能够排除困难气道。

(三)舌骨的可见度

舌骨的可见度是另一个预测困难气道的有效指标。经口舌背面超声检查发现,如果平面内未见舌骨则提示可能为困难气道,该方法简单有效,敏感度73%,特异性97%。

(四)颏舌骨肌长度

颏舌骨肌起自下颌骨颏棘,止于舌骨,其长度可间接反映下颌长度。超声正中矢状位测量颏舌骨肌长度对女性困难插管患者有一定的预测作用,颏舌骨肌长度<3.88 cm提示可能为困难气道,敏感度为100%,特异性为74%。

三、超声定位环甲膜

这是困难气道管理中一项非常有用的技术,包括解剖异常、急诊气道、逆行插管、环甲膜切开、经皮气管切开等。除了可以便于定位环甲膜,还有助于定位正确的气管软骨环间隙、避免误伤邻近血管导致出血、确定皮肤到目标位置的深度,尤其在肥胖患者中尤为实用。

环甲膜穿刺,是在不能插管又不能通气的紧急情况下,一种挽救生命的操作。依靠视诊和触诊可以确认大部分患者的环甲膜位置,然而对于颈部粗短、颈部明显病变及颈部创伤的患者,快速正确定位环甲膜难度明显增大。气道超声可准确定位环甲膜,提高穿刺成功率。目前可以通过两种超声操作方法来确认环甲膜位置:纵向"珍珠串"(SOP)技术,及横向"甲状软骨—环甲膜—环状软骨—环甲膜"(TACA)技术。临床上纵向SOP技术定位更简便快捷,故应用更多,该技术还可用于气管切开时最佳穿刺部位的定位,两种技术的操作与超声对比见图14-7。

四、预计合适的气管导管管径

声门下是整个气道中腔径最小的位置。对声门下气道腔径的测量可以确定合适的气管导管管径和插管后气道狭窄。在儿科患者中尤其适用,因为过粗的气管导管容易导致气道水肿,而过细的气管导管会导致漏气。超声检查声门下气道被认为优于传统的气管导管管径估算公式,并可以减少儿童患者的反复插管。

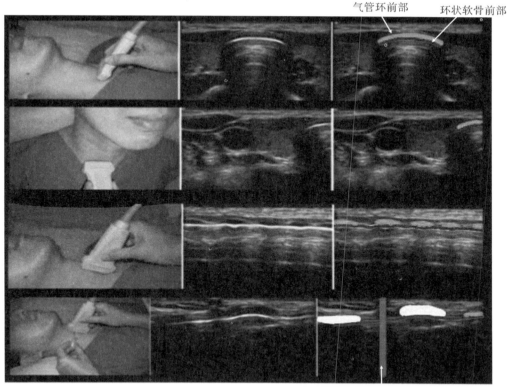

图 14-7　超声识别环甲膜

注:穿刺针在探头下面的阴影,其位置在环状软骨头端,此为环甲膜下部的位置指示,进行紧急气道管理的通路。

五、确认气管导管位置和深度

呼吸末二氧化碳波形被认为是确定气管导管在位的金标准,但没有这类仪器设备或者设备故障时应该掌握超声评估的方法,以备不时之需。研究证明超声在确认气管导管位置方面具有独特的优势。

采用凸阵探头放置于环甲膜位置可进行实时、直接矢状面或横断面扫描检查。导管进入气管时能够观察到牵及甲状软骨的轻微震颤。气管通常呈现为高回声弯曲结构,伴随彗尾征伪影。如发生食管插管,在超声下食管会出现双伪影。

超声探头也可放置于胸部腋中线扫描,间接判断气管导管的位置。有呼吸运动时可观测到"肺滑动征",而在无呼吸运动时,肺静止时仅表现"肺搏动"。在 M 型超声下,有呼吸运动出现"沙滩征",而无呼吸运动时则可观测到与胸膜线平行、重复的数条高回声线,称为"平流层征"。双侧膈肌扫描同样可以有助于判断气管定位,膈肌向下均匀运动表示导管在气管内,而通气时出现了膈肌向胸侧移动的矛盾运动则提示误入食管。"滑动征"

和膈肌检查均具有较高的敏感性,联合使用可进一步提高准确率。

超声被证明有助于导管深度的判断,尤其在儿童患者和孕产妇中。对儿童患者(婴儿和新生儿)将探头纵向放置于胸骨上方,可见导管在主动脉弓或右肺动脉降段上方 1 ~ 1.5 cm。(隆突的替代标志)

气管超声快速盐水试验(tracheal rapid ultrasound saline test,T. R. U. S. T.),使用盐水而不是空气来充填套囊,使得套囊在超声下可见。当超声探头在胸骨上窝水平横向扫查能看到气管导管套囊,说明气管导管位置合适。

六、帮助实施经皮扩张气管切开术

超声可以辅助穿刺定位、避开重要的血管和软组织损伤和避免假腔形成、确定合适的气切导管型号以及确定操作成功与否。气道超声扫查能清晰显像颈部组织结构,发现解剖变异,评价是否适合进行气管切开术并选择理想的穿刺部位。对病态肥胖、颈部粗短、气道解剖异常的患者如颈部肿瘤、甲状腺疾患等患者尤为适用。由于超声可以测量皮肤到气管的距离,因此适用于肥胖病人以及指导合适的插管深度。甚至超声实时引导的气管切开也是可行的,并被证明相较于传统的以解剖标志定位的方法,有更少的并发症,并提高了首次切开成功率。通过超声纵向 SOP 技术可确定理想气管间隙的位置,将探头横向放置在标记的穿刺部位,可确认皮肤至气管壁之间的深度,避开附近的血管、甲状腺等组织,从而避免损伤前颈部结构和后气管壁。

七、预测拔管后喘鸣

气管插管时间超过 24 h 的患者喉水肿与黏膜坏死溃疡比较常见,很容易引发拔管后喘鸣。而使用超声预测拔管后喘鸣,比传统方法漏气试验更有优越性。机械通气的成人患者中,将超声探头放在环甲膜水平,可以得到喉部的横断面。通过超声测量气囊放气后气柱宽度,可发现拔管后发生喘鸣的患者比没有发生喘鸣的气柱宽度窄。因此可很好地预测拔管后喘鸣。同时有研究对比气囊漏气试验和超声下气柱宽度预测拔管后喘鸣的敏感度和特异度,认为超声方法更具有优越性,但需注意这两种方法的阳性预测值都 <20%。

八、评估反流风险

进食状态直接影响气道管理,尤其在围术期。实验和临床数据表明,超声能探测和量化胃内容物。在禁食和非禁食患者中,超声不仅能鉴别患者是否空腹,还能非常可靠地识别饱胃。一部分患者腹部超声能探测到幽门梗阻。ICU 患者气管插管前用超声探测胃内液体量,经过身体中部左腋中线纵向扫描,能探测到脾脏和左侧膈肌,然后探头转向前方探测胃的左上象限的多个断层面,从而补充矢状面扫描。通过标准的扫描办法,可知道胃液的性质，从而指导特殊人群术前饮食情况。

消化道超声被用来评估胃内容物的容量和性质。最常用的体位是平卧位和右侧卧位。存在反流误吸风险的病人常使用半卧位。对胃进行超声扫查：排空的胃呈"牛眼征"；含有清亮液体的呈低或无回声；有含气清亮液体的呈"繁星征"；有固体食物的呈高回声或混合型回声状如杂草。在胃排空延迟患者、急诊患者以及进食史无法获得的患者（如认知障碍、意识水平降低、创伤、语言障碍等）。

要计算胃内容量，取右侧位，探头取主动脉水平。

$$胃内容物体积为（mL） = 27.0 + 14.6 \times 切面面积 - 1.28 \times 年龄$$

清液量 > 1.5 mL/kg 或固体食物存留提示禁食不充分（时间不够或原发性排空障碍）以及反流误吸风险。这一评估的局限是仅仅适用于清亮液体，并且患者（非孕期）体重指数（BMI）小于 40 kg/m^2。

尽管超声在气道管理中有广泛的应用，但其显然也有一些局限性。操作者需要有超声成像和解剖的扎实基础知识将伪影剔除出来。高质量超声图像的获得以及对图像的解读既依靠仪器也有赖于富有经验的操作者，而这需要长时间的训练与经验。

（马宇洁　冯智娟）

参考文献

[1]OSMAN A，SUM KM，et al. Role of upper airway ultrasound in airway management Intensive Care,2016,4(1)：52.

[2]LAKHAL K,DELPLACE X,COTTIER JP,et al. The feasibility of ultrasound to assess subglottic diameter[J]. Anesth Analg, 2007,104：611 – 614.

[3]EZRI T,GEWURTZ G,SESSLER DI,et al. Prediction of difficult laryngoscopy in obese patients by ultrasound quantification of anterior neck soft tissue[J]. Anesthesia,2003,58：1111 – 1114.

[4]PINTO J,CORDEIRO L,PEREIRA C,et al. Predicting difficult laryngoscopy using ultrasound measurement of distance from skin to epiglottis[J]. JCri Care,2016,33：26 – 31.

[5]WU J,DONG J,DING Y,et al. Role of anterior neck soft tissue quantifications by ultrasound in predicting difficult laryngoscopy[J]. Med Sci Monit,2014,20：2343 – 2350.

[6]ANDRUSKIEWCZ P,WOJTCZAK J,SOBCZYK D,et al. Effectiveness and validity of sonographic upper airway evaluation to predict difficult laryngoscopy[J]. J Ultrasound Med,2016,35(10)：2243 – 2252.

[7]EL – BARADEY GF,EL – SHMAA NS,ELSHARAWY F. Ultrasound – guided laryngeal air column width difference and the cuff leak volume in predicting the effectiveness of steroid therapy

onpostextubation stridor in adult. Are they useful? [J]. J Crit Care,2016,36：272 - 276.

[8] VENKATEGOWDA PM,MAHENDRAKAR K,RAO SM,et al. Laryngeal air column width ratio in predicting post extubation stridor [J]. Indian J Crit Care Med,2015,19(3)：170 - 173.

[9] AUSTIN DR, CHANG MG, BITTNER EA. Use of Handheld Point - of - Care Ultrasound in Emergency Airway Management[J]. Chest,2021,159(3):1155.

[10] SIDDIQUI N,ARZOLA C,FRIEDMAN Z,et al. Ultrasound improves cricothyrotomy Success in cadavers withpoody defined neck anatomy:a randomized control trial[J]. Anesthesiology,2015, 123(5):1033 - 1041.

[11] YOU - TEN KESIDDIQUI N,TEOH WH, et al. Point - of - care ultrasound(POCUS) ofthe upper airway[J]. Can J Anesth,2018,65(4):473 - 484.

[12] 王兵侠,耿平,曹鹏,等.床旁超声在急诊气道管理中的应用[J].中国急救医学,2020,40 (8):782 - 787.

[13] RAZZAQ QM. Use of the sliding lung sign inemergency bed sideultrasound[J]. Eur J Emerg Med,2008,15(4):238 - 241.

[14] 郑镇伟,马武华,杜瑞明.超声在气道管理中的应用[J].国际麻醉学与复苏学杂志,2019, 7,40(7):682 - 687.

[15] 刘广宇,薛纪秀,王天龙.超声在临床麻醉气道管理中的研究进展[J].中华医学杂志. 2015,8,95(30):2494 - 2496.

[16] VAN DE PUTTE P, PERLAS A. Ultrasound assessment of gastric content and volume[J]. Br JAnaesth , 2014 , 113 (1): 12 - 22.

[17] 倪红伟,杭艳楠.超声在围手术期气道管理中的应用进展[J].临床麻醉学杂志,2017,6, 33(6):613 - 616.

第十五章 危重患者转运过程中的气道管理

第一节 陆地转运气道管理

陆地转运指利用救护车或转运床转运同一医疗单位不同医疗区域之间或不同医疗机构之间的患者。陆地转运的危重患者需人工气道的占 57.8%，需机械通气支持的占 44.4%。陆地转运患者的特点是病情危急、变化快，具有一定的不确定性和不可预见性；需要多种生命支持手段；病情紧急，评估时间有限，随行携带药品耗材设备条件有限，一旦病情变化需要在短时间内采取有效的救治措施。因此陆地转运工作繁杂且风险大，意外事件及并发症增多，若处理不当甚至危及生命。如何保证重症患者陆地转运过程中的气道安全是转运人员的工作重点，也是检验医院医疗护理质量的集中体现。因此转运前需进行充分评估处置，从而确定所需配备的人员和装备、耗材、药品，以实现资源优化、安全转运。

一、陆地转运气道管理的风险因素

1. 转运途中急救条件受限　转运过程中受抢救设备不足、环境复杂、转运人员相对配比不充足等原因，抢救开展困难，成功率偏低。

2. 震动颠簸风险　转运时震动颠簸等因素易使患者呼吸道分泌物松动、增多，痰液易阻塞气道，影响气道通畅性。

3. 误吸风险增加　转运中患者体位突然变动或进行特殊检查时，需平卧或头部过度后仰导致腹腔内压突然增高，胃内容物或口鼻分泌物返流入气道造成误吸，尤其在气管插管或气管套管内的套囊充气不足时更容易发生。

4.氧气供应不足 转运途中或检查过程中氧源受限,或患者病情突然变化,氧需求增加导致氧气供应相对不足。

5.转运陪同人员配置不足 受救护车空间限制或医疗机构人力不足等原因限制,很多情况下转运人员配置达不到基本要求,造成转运风险增加。

6.与目标科室或医疗机构对接协调欠佳 转运前需提前告知目标科室或医疗机构预计到达时间、设备要求和患者基本情况。转运衔接不紧密,等待时间过长,造成氧气及药品储备不足,增加医疗风险。

二、转运前的准备

1.转运人员基本配置 建立人工气道患者转运时至少要配置1名护士、1名专业医生和1名转运辅助人员。病情复杂、血流动力学稳定性差的患者还需要增加至少1名护理人员。很多情况下转运人员配置达不到基本要求,造成转运风险增加。转运过程中,由专业医生负责整体协调指挥,合理调配,评估患者的整体情况,观察患者生命体征及监护仪情况。转运护士需负责转运中的护理及抢救输液注射等工作,同时需注意防止设备脱落、管路打折等。

2.转运前文书准备 转运前需向家属做好解释工作,说明转运的目的,转运途中可能存在的风险意外以及实施转运的方法,原则上要在转运前与家属沟通病情及转运风险,签署知情同意书后方可转运。

3.转运设备准备 转运前需对转运路线及转运时间进行充分评估。转运人员必须确保所有转运设备能够正常运转并满足转运要求,所有转运设备都应能电池驱动并保证充足的电量。包括准备性能良好带有蓄电池的转运呼吸机、监护仪、微量泵,尺寸合适的气道管理器材、简易呼吸器、便携式吸痰器、过床板等。同时需检查氧气瓶内氧气是否充足,是否需要备用氧气瓶,病情危重患者是否需携带除颤仪。

4.转运药品准备 转运前药品需进行充分准备,如抗心律失常药物、升压药、抗镇静镇痛药物、抗过敏药物等抢救药物。对持续泵入药物,如血管活性药物、镇静镇痛剂等,需评估是否需要提前更换,保证途中药品充足。

5.转运工具准备 院内常用转运工具为转运床或者病床,而院外陆地转运时大多为急救车,空中转运则为旋翼或固定翼飞机,转运前需对转运工具进行系统仔细检查,是否存在故障,确保转运安全。

6. 危重患者常用物品清单及核查清单　见表 15-1 及表 15-2

表 15-1　危重患者常用转运物品清单

气道管理与维持氧合设备	生命体征监测与维持设备	特殊药物
简易呼吸器	多参数心电监护仪	心搏骤停和抗严重心律失常药品
氧气瓶	脉搏氧饱和度监测仪	如：肾上腺素、阿托品、胺碘酮
吸氧管	血压计	气管插管准备药品
储氧面罩	除颤仪	如：维库溴铵、丙泊酚、咪达唑仑
普通面罩	输液泵	抗低血压和高血压药品
文丘里面罩	微量器	如：扩容药物、升压药、血管扩张药
氧气连接管	输液管	镇静镇痛药物
转运呼吸机	吸痰管	如：吗啡、咪达唑仑、丙泊酚
气管插管箱	听诊器	抗过敏药物
		如：氢化可的松、肾上腺素
		处理低血糖和高血糖药物
		如：葡萄糖、胰岛素

表 15-2　危重患者陆地转运核查清单

		项目	是	否
设备药品	气道管理及通气设备	转运呼吸机用氧气瓶压力是否正常(10 MPa)		
		转运呼吸机管路无破损，连接紧密无漏气		
		转运呼吸机是否正常使用		
		转运呼吸机电源是否充足		
		气管插管箱物品准备是否齐全		
	循环管理设备	心电监护仪电量是否充足，功能是否正常		
		除颤仪电量是否充足，功能是否正常		
		输液泵/微量泵电量是否充足，功能是否正常		
	转运工具	转运车性能良好		
	急救药品	急救药箱准备是否完好		
		另备药品		

		项目	是	否
患者管路（随时核查）	人工气道	经口气管插管		
		经鼻气管插管		
		气管切开置管		
	输液管路	中心静脉置管	锁骨下静脉	
			颈内静脉	
			股静脉	
			PICC 置管	
		外周静脉/动脉通路	留置针	
			动脉压力监测置管	
	各种引流管	胃管		
		尿管		
		胸腔引流管		
		其他		

7. 转运前协调　转运过程危重患者发生风险及意外较多,尤其是对于呼吸、循环极度不稳定的患者,转运风险大。因此,做好转运前的充分准备是保证转运的安全基础,需要训练有素、专业化的团队协作,解决转运途中可能出现的并发症,确保转运过程安全。参加转运的人员在转运责任人(通常由医生担任)统一调度下,团队合作、上下游配合、无缝衔接,才能确保安全。要严格执行转运应急预案,把握好流程和操作的每一个细小环节,每个主要环节都应落实到人。操作人员要分工合理,各司其职,确保转运顺畅,患者得到更有效的转运、抢救。

三、转运前的气道评估

(一)转运必要性评估

如果转运目的地和现有区域治疗没有区别,不能使患者获益,或即使转运后进行的检查或操作不改变治疗策略,则转运的必要性需要商榷。危重患者如果条件允许,尽量采取床旁检查。在现有的条件下,经过积极处理,仍然不能维持血流动力学稳定,气道不能有效开放,通气和氧合不能保证的情况下,不要进行转运。如果需要立即内外科手术干预的急症(包括脏器破裂、大出血、血管破裂、急性心肌梗死 PCI 等)根据病情和现有条件,可以进行转运,转运前把转运的必要性和风险告知患者及家属,并签字同意。

（二）转运前气道安全性评估

评估主要在以下五个方面：①氧疗方式；②呼吸功能；③气道安全性；④气道通畅度；⑤辅助气道安全措施。

四、转运途中的气道管理

1. **人员占位**　患者头部一人，一般站于患者右侧，负责观察意识变化及气道安全，重点观察气管插管固定在位及通畅度。

2. **气道状况记录**　必须记录转运途中患者的一般情况、生命体征、监测指标、接受的治疗、突发事件及处理措施等，并记入病历。应为接收方提供相关记录，力争做到转运前后监测治疗的无缝衔接。

3. **气道监测内容**　监测心电图、脉搏血氧饱和度、无创血压及呼吸频率。机械通气患者需要记录气道插管深度，监测呼吸频率、潮气量、气道压力、吸呼比、氧气供应情况等，频繁躁动者，可适当应用镇痛、镇静剂，降低途中脱管风险，并保持血流动力学稳定。

4. **人工气道的固定**　转运途中应将患者妥善固定，防止意外事件的发生，特别注意防止气管插管的移位或脱出等。

5. **途中紧急情况处置**　对病情危重尤其是呼吸衰竭需机械通气患者，需有资质医师参与，并做好气道紧急情况处置预案。

6. **交接内容**　完整的交接是落实治疗连续性的必要措施。交接的内容包括患者病史、重要体征、实验室检查、治疗经过，以及转运中有意义的临床事件，重点交接途中气道管路情况，交接后应书面签字确认。

第二节　航空医疗转运过程中的气道管理

航空医疗转运是指以固定翼飞机或旋翼直升机作为医疗转送伤病员的交通工具，并对伤病员进行途中医学处置的转运方式。危重伤员转运期间实施严格、有效、细致的气道管理，才能尽量避免或减少不良事件，确保患者转运成功。

理解并掌握航空环境下经典的四大气体定律，不但能帮助我们做好患者气道管理工作，而且会对潜在的气道问题作出预判并采取紧急应对措施。

一、航空环境对气道管理的影响

（一）航空环境基本气体定律

1. **波尔定律**　波尔定律方程：

$$P1 / P2 = V2 / V1$$

当温度恒定时,P1 = 初始气体压力,V1 = 初始气体容积,P2 = 实际气体压力,V2 = 实际气体容积。当温度恒定时,人体内气体容积与环境压力成反比。

意义:随着海拔高度的上升,气体压力逐渐下降,气体体积逐渐增加,气体会发生膨胀现象。氧分压降低会加重缺氧致使呼吸系统受损和纤毛作用减弱,进而影响呼吸功能、神经肌肉功能、肺的弹性和顺应性,以及呼吸频率和深度。

2. 亨利定律　亨利定律方程:

$$P1/P2 = A1/A2$$

P1 = 已知气体的初始分压,P2 = 已知气体的最终分压,A1 = 气体溶解在溶液中的最初的量,A2 = 气体溶解在相同溶液中的最终的量。在等温等压下,某种挥发性溶质(一般为气体)在溶液中的溶解度与该溶质的平衡压力成正比。即当压力下降超过气体的溶解度时,一部分气体会被释放出来。

意义:组织和体液中溶解有一定量的气体,随着海拔高度的增加,气体压力逐渐下降,降低到一定程度时,这些溶解气体就可能离析出来,在血管内、外形成气泡。

3. 道尔顿定律　道尔顿定律方程:

$$P = P1 + P2 + \cdots Pn$$

P 表示混合气体总压力,P1、P2、Pn 表示各组成气体的分压力。该定律表明了各组成气体分压力相互独立和可线性叠加的性质,即相互不起化学作用的混合气体的总压力等于各组成气体分压力之和。

意义:随着海拔高度的上升,尽管氧气占有空气总百分比保持不变(21%),但大气压力逐渐下降。海平面下氧气压力为 21% × 760 mmHg ≈ 159 mmHg(1 mmHg ≈ 0.133 kPa),随着海拔高度的上升,气体压力逐渐下降,例如在海拔 3000 m 时大气压力为 526 mmHg,氧气压力为21% × 526 mmHg ≈ 110 mmHg,动脉血氧饱和度大约是 90%,对大部分轻症伤病员和乘客影响不大,但对危重伤病员,尤其是空运后送前已经存在缺氧症状的,会加重缺氧。

4. 查理定律　查理定律公式:

$$P_1/P_2 = T_1/T_2$$

体积恒定时,P_1 = 初始压力,T_1 = 初始温度,P_2 = 最终压力,T_2 = 最终温度,人体生理功能接受的引起最小变化的海拔高度变化是从海平面到 12 000 英尺(约 3 700 m,1 英尺 = 3.048 m)。当体积恒定时,气体压力随着温度的升高或降低而成比例地变化。它的压力与热力学温度成正比。

意义:随着海拔高度的上升,温度逐渐下降,在机舱内恒定体积下,舱内压力逐渐下降。现代固定翼军用飞机和民航客机都有增压系统,舱内最大增压可以达到海平面,对大部分普通病人和乘客影响不大,但对危重病人必须考虑这一因素。

（二）大气压力下降

海拔高度增加是飞行中缺氧的最重要原因,按照波尔定律,随着海拔高度的增加,气体压力逐渐下降,PaO_2 也相应下降。气体膨胀可能导致创伤患者出现自发性气胸,并伴有严重的呼吸损害。胃肠道气体膨胀可能导致膈肌拥挤,导致潮气量降低。弥散不足,通气血流比异常及肺内分流是主要病理生理变化。

（三）疲劳

大多数呼吸系统疾病患者因为额外做功而感到疲劳,对医务人员会产生同样影响,进而警觉性及反应性下降,对监护数值或患者气道不良事件处理延迟。

（四）温度湿度下降

随着海拔高度的上升,温度逐渐降低,空气寒冷,含水量减少,气道失去了保湿能力。在航空环境下隐性失水较地面更为明显。一般经过 2 h 飞行,舱内湿度可降至 5%,4 h 后可降至 1%,甚至更低。湿度降低导致纤毛作用的有效性降低,分泌物变厚,痰液引流不畅,易造成气道阻塞。寒冷使肌肉颤抖,增加新陈代谢率和身体对氧气的需求,对机械通气患者尤其明显。

（五）噪声、震动和颠簸、空间狭小

噪声会加剧患者的恐惧心理,交感神经兴奋,呼吸急促,而普通听诊器无法正常工作,肺部查体受限。震动和颠簸时体位改变可使人工气道移位,导致人工气道扭曲、滑脱或与气管成角移位。一旦发生气管插管意外脱出,必须紧急再插管,但舱内空间受限,气管插管导致的不良事件高发,常见的有低氧血症,气道黏膜损伤及插管失败,严重者可致呼吸心搏骤停。

（六）加速度及晕动病

救护人员和伤员的前庭系统在飞机起飞降落及颠簸时反复受到多个方向的加速度作用,超过耐受限度时,可诱发呕吐,对昏迷及深度镇静患者容易导致误吸,引起气道阻塞,危及生命。

二、转运前的准备

1. 转运人员基本配置　转运机械通气患者至少配备 1 名重症医学或急诊医学专业护士或 1 名呼吸治疗师、1 名重症医学医师,具备应对突发紧急情况及危重病人的处理能力。

2. 转运前文书准备　需准备交接单,除记录患者基本信息外对气道部分要进行专项记录,包括氧疗方式、血气分析结果,有机械通气患者还需记录呼吸机的基本参数设置。熟悉机上配置呼吸机的使用方法。

3.转运气道管理设备及药品　要建立机上气道管理的设备耗材清单制,如表 15 - 3 所示,逐一进行核对。尤其是建立紧急气道的设备必须保持完好备用状态。

表 15 - 3　航空医疗后送气道管理设备耗材清单

氧疗装置	气管插管装置	气管切开装置	通气及辅助设备	气道管理药品
鼻导管	气管插管导管	环甲膜切开包	多功能转运呼吸机	丙泊酚注射液
鼻咽通气道	气管插管管芯导丝	经皮扩张气管切开包	有创呼吸机	瑞芬太尼注射液
口咽通气道	插管钳(Magill 钳)	扩张钳	球囊外接可调 PEEP 阀	吗啡注射液
普通面罩	气管导管固定器	环甲膜穿刺针	呼吸机旋转接头	舒芬太尼注射液
储氧面罩	麻醉喉镜	气管切开套管	呼吸过滤器	利多卡因凝胶
加压面罩	麻醉喉镜电池,灯泡	气管切开包	胸腔闭式引流设备	维库溴铵粉针
简易呼吸器	可视喉镜电线		便携式血气分析仪	利多卡因注射液
一次性吸痰管	可视喉镜充电器		呼吸湿化治疗仪及管路	甲泼尼龙琥珀酸钠注射剂
湿热交换器	可视喉镜镜片(各种型号)		无创呼吸机	生理盐水
文丘里面罩	可视喉镜		指夹式脉搏氧饱和度监测仪	肾上腺素
	听诊器		氧气瓶及匹配的减压阀、流量表	
	麻醉喉镜备用电池		气囊压力监测表	
	固定绑带		呼气末二氧化碳监测仪	
	换用固定气管导管的胶带		四头带	
	开口器		四头带固定夹	
	气管插管引导丝		纤维(电子)气管镜	
	牙垫		便携超声	
	气管导管固定器			

4.转运飞机准备　航空医疗救援是依靠旋翼直升机或固定翼飞机完成。两者的飞行半径,飞行高度及舱内配置均有差异,但不管选择哪种飞机执行转运任务,都需要转运人

员听从机长指挥,保证飞机的整体飞行安全,统一思想,遇有患者氧合下降,需要调整飞行高度时,需与机长沟通,是否满足飞行条件。这一点必须在飞行前做好充分的思想准备。

5. 转运前协调 转运前需提前协调目标医院,对患者气道管理情况做详细说明,让对方准备好相应的药品和设备,确保患者气道管理无缝对接。

6. 提前计算氧气需求量 对于鼻导管或面罩给氧的患者,根据每分钟的氧流量及预估航时可计算出需氧量,但是要满足全航时 1.5 倍需求。建立人工气道使用呼吸机的患者,呼吸机需连接高压氧气,输出氧气压力维持 0.4 ~ 0.6 MPa。而且每次呼吸周期呼吸机本身都要消耗一定的氧气,此为呼吸机驱动耗氧量,对于不同品牌呼吸机,准确的耗氧量计算公式需要询问厂家。氧气瓶压力单位为 MPa。通常计算公式为:

氧气瓶当前压力(MPa) ×氧气瓶体积×10 = 氧气瓶可释放氧气体积

三、转运前的气道评估

1. 进行肺部物理检查,有无干湿性啰音、哮鸣音。

2. 有无松动的牙齿或其他异物。

3. 面部和口腔有无活动性出血。

4. 面部骨折患者上下颌结构完整性是否丧失。

5. 吸入性损伤患者有无气道碳化或水肿。

6. 颈部和上胸部的血肿、瘀伤、伤口和捻发音。

7. 严重呼吸窘迫或癫痫持续状态给予镇静或镇痛剂处置。

8. 气管插管或气管切开套管在位并安装呼吸末二氧化碳监测装置。

9. 对可能出现气道梗阻或呼吸衰竭病情变化的患者提前进行气管插管,并施以镇静镇痛药物,确保飞行中气道安全。

10 人工气道做好加温加湿准备。

11. 持续监测气囊压力,建议应用持续气囊压力监测装置(图 15 – 1)。

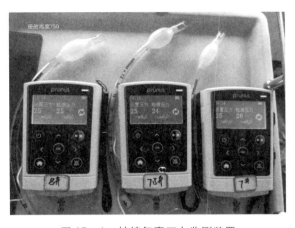

图 15 – 1 持续气囊压力监测装置

四、转运途中的气道管理

1. 呼吸减弱或消失　检查患者意识状态,如果 GCS < 8 分,查看是否存在以下情况:

胸壁起伏不对称,辅助呼吸肌肉运动或存在腹式呼吸;存在开放性胸部外伤;发绀;反常胸壁运动;气管移位;颈静脉怒张。

处理措施:保持气道通畅,提高吸入氧浓度并辅助通气,处理潜在的病因。

2. 机械通气患者　床边配备吸痰装置,简易呼吸器并持续心电监护,脉搏氧饱和度监护,呼气末二氧化碳分压监护;留置鼻胃管;手腕固定装置(柔软腕套),防止拔管;根据海拔高度重新进行呼吸机条件设置,并根据氧合及呼吸情况随时调整。

3. 胸部放置引流管的患者　起飞前保持胸腔闭式引流装置固定在位,引流装置不得使用玻璃瓶。一般情况下至少拔管 24 h 以后才考虑航空转运,并敷料覆盖伤口。登机前要进行胸部 X 线片检查并记录。

飞行中注意监测生命体征和脉搏氧饱和度,以及引流管连接等情况,确保所有连接紧密固定无扭曲打结;标记收集瓶的液体位置;观察水封中是否有气泡溢出(气泡表示胸腔内仍有空气);引流瓶位置低于胸腔水平。不要把放置胸腔引流管的患者安置在地面层。搬动患者时不要夹住引流管;每小时记录伤患者入量和出量;不要挤胸引管,它会导致胸膜内压升高,引起氧合下降。

4. 气道湿化管理　建立人工气道的患者要保证充足的液体入量。气道湿化很大程度上依赖于空气的湿化和环境的温湿度,舱内温度 20 ℃ ~ 22 ℃,湿度 60% ~ 70% 最佳。由于高空温度、湿度较低,更需加强呼吸道湿化,如果人工气道没有加温加湿装置,可定时在气管内滴入 1 ~ 2 ml 等渗盐水,并用 2 ~ 3 层等渗盐水湿润的无菌纱布覆盖在外套管处,视干燥情况及时更换,通常每 10 min 更换 1 次。也可用人工鼻进行湿化。人工鼻是通过呼气与吸气之间的热湿能量交换,使吸入气体加温加湿,它可接在人工气道或面罩的任何一个接口上,对细菌有过滤作用,同时可降低管路被细菌污染的概率。

(马宇洁　冯智娟)

▶ 参考文献 ◀

[1]张磊磊,熊小伟.一例直升机转运高原心搏骤停患者的安全管理[J].解放军预防医学杂志,2020,38(12):52 – 56.

[2]鞠双双,杨钧,王英等.直升机医学救援危重伤员人工气道管理[J].中华灾害救援医学,2018,6(8):475 – 477.

[3]急诊危重症患者院内转运共识专家组.急诊危重症患者院内转运共识——标准化分级转

运方案[J].中国急救医学,2017,37(6):481-485.

[4]A T DEWHURST,D FARRAR,C WALKER,et al. Medical repatriation via fixed-wing air ambulance:a review of patient characteristics and adverse events[J]. Anaesthesia,2001,56(9):882-887.

[5]GORDON D RUBENFELD,ELLEN CALDWELL,et al. Incidence and outcomes of acute lung injury[J]. N Engl J Med,2005,353(16):1685-1693.

[6]JOSEPH C BRODERICK,FABIOLA MANCHA,BRIT J LONG,et al. Combat Trauma-Related Acute Respiratory Distress Syndrome:A Scoping Review[J]. Crit Care Explor,2022,4(9):e0759-0766.

[7]J ADAM Law,LAURA V DUGGAN,MATHIEU ASSELIN,et al. Canadian Airway Focus Group updated consensus-based recommendations for management of the difficult airway:part 1. Difficult airway management encountered in an unconscious patient[J]. Can J Anaesth,2021,68(9):1373-1404.

[8]LAWRENCE H BROWN,MICHEAL W HUBBLE,DENISE A WILFONG, et al. Airway management in the air medical setting[J]. Air Med J,2011,30(3):140-8.

[9]JEFFREY M CARNESS,MELISSA A WILSON,MARK J LENART,et al. Experiences with Regional Anesthesia for Analgesia During Prolonged Aeromedical Evacuation[J]. Aerosp Med Hum Perform,2017,88(8):768-772.